外来診療コミュニケーションが劇的に上手くなる方法

クレームから学ぶ患者満足度を高める接し方・話し方

著者★岸本暢将（亀田総合病院）
篠浦丞（カリフォルニア州立大学アーバイン校）

羊土社 YODOSHA

医学とバイオサイエンスの 羊土社

羊土社 臨床医学系書籍ページ　http://www.yodosha.co.jp/medical/

- 羊土社では，診療技術向上に役立つ様々なマニュアル書から臨床現場ですぐに役立つ書籍，また基礎医学の書籍まで，幅広い医学書を出版しています．
- 羊土社のWEBサイト"羊土社 臨床医学系書籍ページ"は，診療科別分類のほか目的別分類を設けるなど書籍が探しやすいよう工夫しております．また，書籍の内容見本・目次などもご覧いただけます．ぜひご活用ください．

▼メールマガジン「羊土社メディカルON-LINE」にご登録ください▼

- メディカルON-LINE（MOL）では，羊土社の新刊情報をはじめ，お得なキャンペーン，学会・フェア情報など皆様に役立つ情報をいち早くお届けしています．
- PC版は毎月3回の配信です（研修医号，エキスパート号，医学総合号）．各号のテーマに沿って情報を配信いたします．また，手軽にご覧いただける携帯版もございます（毎月1回配信）．
- PC版・携帯版ともに登録・配信は無料です．登録は，上記の"羊土社 臨床医学系書籍ページ"からお願いいたします．

序

　医療の場が病棟から外来にシフトしはじめたと言われています．しかし研修医の研修の場は従来通り入院病棟が中心であり，病棟と救急外来中心の初期研修を終えれば，そのまま外来ブースを任され，右往左往しながら実地で外来診療を覚えていくのが実状ではないでしょうか．病棟のように毎日顔を合わせて信頼関係を築いたり，必要な検査を後で追加したりすることのできない1回勝負の外来は，病棟とは違う教育が必要なことは明らかですが，外来研修が充実している施設はまだ少ないです．

　欧米では1970年頃より脱病院化が進み，外来診療がますます重要になってきています．米国ではManaged careの影響，さらに，医療の進歩により，平均入院日数はますます短縮されています．必然的に外来でのフォローアップの重要性は高まる一方です．研修医の権利，教育機会を確保するのが主な目的として全米の臨床研修プログラムの認可を行っているACGME（Accreditation Council for Graduate Medical Education, 卒後医学教育認可評議会）は，3年間の内科初期研修における3分の1の期間は外来研修にあてるよう基準を示しています．

　日本の医療制度のなかでは，外来教育はそれを行う場に臨機応変に合わせる必要があり，米国のようにはいきません．またそうでなければ待ち時間の問題や教育者側への負担のため長続きしないでしょう．現状は，卒前・卒後教育において系統だった外来教育は非常に稀です．しかし，外来における最低限のエチケット，患者―医師関係構築法，診療でのテクニック・対処法は外来を行う前に習得しておくことが必須であると考えます．われわれは日本，米国の両国で医療を経験し，さまざまなクレームも耳にしてまいりました．その一部もご紹介し，よりよい外来診療の実現のお手伝いができればと願っております．

　今回，執筆にあたって羊土社の北本陽介氏には企画・編集全般についてご尽力いただき感謝申し上げます．

　最後に，本書が日常の外来診療の質の向上，ひいては日本全体の医療の向上に貢献できれば幸いです．

2008年8月

岸本暢将
篠浦　丞

外来診療コミュニケーションが劇的に上手くなる方法

序 …………………………………………………………………………… 3
謝辞 ………………………………………………………………………… 10

1章 患者さんに満足してもらえる外来診療の流れ

はじめに
1 外来診療「悪い例」………………………………………………… 12

実際の外来がはじまるまで
2 予習の重要性（1）〜診療時間感覚をもって予習する ………… 17

予習各論
3 予習の重要性（2）〜具体的な予習項目 ………………………… 20

実際の外来診療 〜情報収集
4 診療中の時間感覚，患者さんとの位置関係，カルテの書き方 ……… 23
5 患者さんを迎えに行こう ………………………………………… 26
6 自己紹介，名前の確認，挨拶 …………………………………… 27
7 患者さんを主体とした問診法"PATIENT" ……………………… 29
8 コミュニケーション法の実例 …………………………………… 33
9 相槌の打ち方，話のつなぎ方 …………………………………… 37
10 open questions …………………………………………………… 39
11 closed questions ………………………………………………… 41

実際の外来診療 〜アセスメントとプラン
12 A&Pにおける患者さんとのコミュニケーション上の注意点（1）…… 43
13 A&Pにおける患者さんとのコミュニケーション上の注意点（2）…… 47

診療を終えるにあたって，およびフォローアップ
14 診療の終わり際での注意点 ……………………………………… 48
15 復習とフォローアップの勧め …………………………………… 50

おわりに
16 外来診療「よい例」……………………………………………… 52

Contents

2章 反面教師!? 患者さんからのクレームと対策

言葉
1. 「この治療しないと失明しちゃうよ！」と冷たく言い放たれた ……… 56
2. 「おばさん」と呼び止められた ……………………………………… 57
3. 骨髄穿刺で針を刺しながら「太っているから難しい」と言った……… 58
4. 「痛い」と言ったら「これ以上うまくやれないよ．鎮静薬をやるといいよ」と言われた …………………………………………………… 59
5. 「胃カメラ苦手なので」と言ったら「そんなこと言われてもね」と言われた … 60
6. 他の病院でよくならなら受診したのに「どこの病院でも一緒だ」と言われた … 61
7. 遠くから来たのに「近くの病院があるんじゃないですか？」と言われた …… 62
8. 「検査は記録して残すだけだから，終わっていなくてもいいよ」と言われた … 63
9. 「心配なら抗不安薬でも出しましょうか」と言われた ……………… 64
10. 腰が痛いのに「寝ていれば治る」と言われた ……………………… 65
11. 薬の説明をしてください …………………………………………… 66
12. 「痛いって言ったんでやってません」と上級医に報告していた ……… 67
13. 聞きにくい声で名前を呼ばれる ……………………………………… 69
14. 毎回呼び出しで名前を間違われる ………………………………… 70

態度・身だしなみ
15. ムッとした顔の医師が多い ………………………………………… 71
16. 救急センターで午前4時ごろ，患者さんの前で「今日も眠れないよ」と言った ………………………………………………………………… 72
17. 診療中，あくびばかりしている …………………………………… 73
18. 患者の私に友達のような態度で接する …………………………… 74
19. 症状を言ったら「え，そんな病気なの？！」と笑われた …………… 75
20. 外来中，何度も担当医がPHSで呼び出されまともな診療が受けられませんでした ………………………………………………………… 76
21. 聴診器もあてず診察しないで時間も短いのに診察料をとられた …… 77
22. 診察中，パソコンを打ちながら少し話をするだけです ……………… 78
23. 医師は患者の方を向いてください …………………………………… 79
24. 医師が茶髪，金のネックレスでよいのでしょうか ………………… 80

配慮・心遣い
25. 1時間待ちましたが，診察室に入っても「お待たせしました」の一言もなく気分を悪くしました ……………………………………………… 82
26. 2週間の入院と言われたのに，すでに2か月入院しています．はじめから言ってもらいたかった …………………………………………… 83

Contents

27	ギブスカッターでいきなり切られてびっくりした．何をするのか説明してほしい ……………………………………………………………… 85
28	CT室で**何も告げず**，頭と顔面にベルトをすごい勢いで着けられた … 86
29	エレベーターの中で医師同士が，**患者のことを大きな声でしゃべってる** … 87
30	乳房診察の際，診察部位以外は**タオル**などで覆ってほしい……… 88
31	胃カメラでお腹がとても痛くさすっていましたが，**何も声をかけてもらえませんでした** ……………………………………………………………… 89
32	検査技師から**尿検査容器の内側に指を入れて**渡された ………………… 90
33	看護師さんを患者にも聞こえる**大声で怒っていました** ……………… 91
34	私を**触診した手で手洗いせずに**パソコンの操作をしていた…………… 93

引き継ぎ・連絡

35	いつも診てもらっている○○先生に診てもらいたかったのに！……… 94
36	予約した主治医の○○先生に診てもらえると思って来たのに！……… 95
37	**前の医師からは説明を受けていないのに**，交代した新しい医師から病名を告げられびっくりした ………………………………………………………… 96
38	やっと信頼してきたのに，**また先生が替わるのは不安です** ………… 97
39	**事務の不手際**で待たされた …………………………………………………… 98
40	受付の**態度が悪い** ………………………………………………………………… 99
41	予約に電話をしたら**いきなり切られた** …………………………………… 100

院内環境・設備

42	高齢者の私には**椅子のマットが固い** ……………………………………… 104

3章 呉越同舟！？コメディカルから医師へのクレームと対策

書類

1	カルテや指示箋の**字が汚くて読めません** …………………………… 105
2	**入院指示を事前に記載**してほしい …………………………………… 107
3	**疑義照会**が多い．単純な**処方ミス**が多い …………………………… 108

日常業務

4	**薬剤歴，他院での処方薬剤，禁忌薬剤**が把握されていない ………… 110
5	コンサルトや検査オーダーのお願いは**医師同士で直接連絡**を取ってほしい ………………………………………………………………………………… 111
6	逆紹介の手順や基準を理解しているのでしょうか？（「診病」連携の勧め）… 112

Contents

7 患者さんへの病状説明や病名告知の際には**コメディカルも同席**させてほしい ………………………………………………………………………………… 114
8 検査の説明や準備，同意書・注意点の説明に時間と手間がかかります …… 115
9 廊下を歩きながら**携帯で話している患者情報**がとても気になります … 116

時間
10 **診察可能な人数**を予約枠に入れてください ………………………………… 117
11 **コール診**をやめてほしいです ………………………………………………… 119
12 開始時間，予約時間など**患者さんと約束した時間を厳守**してほしい … 120
13 待ち時間が長くて診察室の前で待てず，どこかへ行ってしまう患者さんが多いんです …………………………………………………………………… 121
14 **外来研修教育**のために診察に**時間をかけすぎ**です ………………………… 123
15 何でこんなに**忙しい**のでしょうか ……………………………………………… 124

4章 艱難辛苦!?外来診療でよくあるエピソードと対策

状況
1 **怒っている**患者さんへの対応 ………………………………………………… 127
2 **泣いている**患者さんへの対応 ………………………………………………… 128
3 **心配している**患者さんへの対応 ……………………………………………… 129
4 **痛がっている**患者さんへの対応 ……………………………………………… 130
5 **質問に答えない，ある診察や治療を拒否する**患者さんへの対応 ……… 131
6 **難聴**のある患者さんへの対応 ………………………………………………… 133
7 **どんな薬を飲んでいるか覚えていない・知らない**患者さんへの対応 … 134

答えに困る質問　倫理・守秘義務
8 性病患者さんが「私の**性病**を彼女に伝えないとまずいでしょうか？」…… 135
9 DVを疑う患者さんが「なぜそんなことを聞くんですか？ 先生には関係ないでしょう」……………………………………………………………………… 136
10 最近**HIV陽性**が判明した患者さんが「妻に伝えないとまずいかね？」…… 138

答えに困る質問　信念・行動
11 高齢患者さんが**インポテンツ**について「**年をとっただけだろうよ．俺の年ではみんなあるよ**」…………………………………………………………… 139
12 「雑誌で漢方がすごく効くって書いてあったけどどうですか？ **副作用もないと書いているし**」…………………………………………………………… 140
13 手術を予定されている患者さんが「**手術が怖いので受けたくない**」… 141

Contents

- 14 重度の疾患が疑われる患者さんが「**妻と旅行に行きたい．帰ってきてから検査してもいいですか？**」 ……… 142
- 15 「**HCVは陰性**って何ですか？」 ……… 143
- 16 来院できず診断が遅れていると考えられる患者さんが「もうよくなるには**手遅れですか？**」 ……… 144
- 17 典型的な胸膜炎を疑わせる患者さんが「**心臓発作ですか？ もう死んでしまうのですか？**」 ……… 145
- 18 病気で苦しんでいる患者さんが「**もう生きていてもしょうがない**」 ……… 146
- 19 慢性疾患のため他病院でフォロー中の患者さんが来院し「診察はいいから**薬だけください**」 ……… 147
- 20 救急室で腹痛患者さんが原因検索前に「**モルヒネを今すぐにください**」 ……… 148
- 21 詐病を疑う患者さんが「腰痛が強いのであと1か月仕事を休めるように**診断書をください**」 ……… 149
- 22 無理をすると悪化する可能性のある患者さんが「**今すぐ仕事に戻ってもいいですか？**」 ……… 150
- 23 禁煙中の患者さんが「減量のために**また吸い始め**ようかと思ってます」 ……… 151
- 24 不特定多数の人と性交をもつ患者さんが最近皮疹を発症し「私は**AIDSで間違いない**」 ……… 152
- 25 夫以外に性交相手がいない患者さんが性感染症にかかり「**夫は私をだましていたんですか？**」 ……… 153

答えに困る質問　診断・治療

- 26 TIAを疑う患者さんが「私は**脳卒中ですか？**」 ……… 154
- 27 兄が大腸がんと診断された患者さんが「**私も大腸がんになる確率は高いですか？**」 ……… 155
- 28 6年前に大腸鏡を行い，患者さんはやりたくないので，「大腸カメラ，**またやんなくちゃだめかね？**」 ……… 157
- 29 ウイルス性の上気道炎を疑う患者さんが「**念のために抗生物質ください**」 ……… 158
- 30 COPD患者さんが「**タバコを止めたらよくなるかね**」 ……… 159
- 31 虫垂炎を疑う患者さんが「**水を飲みたいけどいいですか**」 ……… 160

カウンセリング

- 32 **喫煙者**が受診したら ……… 161
- 33 **アルコール多飲**の患者さんが受診したら ……… 163
- 34 **コントロール不良の糖尿病**患者さんが受診したら ……… 165
- 35 **うつ状態**の患者さんが受診したら ……… 167
- 36 **不特定多数の人と性行為**をもつ患者さんが受診したら ……… 169

Contents

5章 患者クレームを上手に処理するポイント
1. 概論：日本に迫ってきた防衛的・萎縮医療 ………………………… 171
2. 訴訟大国米国にみる訴訟にならない患者―医師関係の構築 ………… 173

6章 米国式外来研修指導のシステム
1. ACGMEの研修認可基準と米国内科外来の事例紹介 ……………… 179
2. 米国リウマチ科専門外来の事例紹介 ……………………………… 182
3. Yale大学消化器科外来の事例紹介 ………………………………… 186

7章 日本で効果的な外来指導・教育法
1. 日本の外来での試み ………………………………………………… 189
2. コーチングから学ぶ研修医への指導スキル ……………………… 191
3. 他院で実践できること ……………………………………………… 195

索引 ……………………………………………………………………… 197

Column

- SPIKES ……………………………………… 35
- review of system ………………………… 42
- 手技の際に求められるコミュニケーション … 58
- 患者さんから届いた喜びの声1 ………… 61
- 患者さんから届いた喜びの声2 ………… 62
- 正しい言葉遣いの基本 …………………… 67
- どうせ診るなら気持ちよく ……………… 71
- 名刺の受け方 ……………………………… 74
- 患者さんから届いた喜びの声3 ………… 75
- うなずきの重要性 ………………………… 78
- こつこつこつ，足音のする靴は禁忌 …… 81
- 家族への椅子の勧め ……………………… 82
- 医師の病状説明で患者満足度は決まる … 84
- エレベーター使用時の応対 ……………… 87
- 診察室のカーテンを閉めよう …………… 88
- 「肉体労働」だけでなく「感情労働」を忘れずに！ 90
- 叱るときのサンドイッチ法 ……………… 92
- 研修医が失敗したときの叱り方 ………… 92
- 当たり前の挨拶 …………………………… 94
- 患者さんから届いた喜びの声4 ………… 97
- 患者さんがすべて正しい ………………… 103
- クレームへの対処法 ……………………… 103
- 苦情処理のポイント ……………………… 104
- 人間ドック，住民検診の勧め …………… 125
- non verbalも大切に ……………………… 132
- 聴き方スキルアップ ……………………… 137
- 患者さんから届いた喜びの声5 ………… 141
- 患者さんが聞きたくない情報をどう伝えるか 156
- 患者さんからの付け届けへの配慮 ……… 170
- EBM (Etiquette Based Medicine) の実践〜エチケットに基づく医療〜 ……………… 178

謝辞

　特に2・3・4章については，亀田総合病院と沖縄県立中部病院のクレーム対策担当の皆さんに資料を提供していただくなど大変お世話になりました．このように，さまざまな形でもたらされるクレームをきちんと分類し，保存し，必要に応じて抽出し，さまざまな今後の対策に生かす姿勢をきっちり貫いているセクションが自分たちの職場に存在することは，漠然と知ってはおりましたが，これほど整備されたものであるとは，今回の資料提供のお願いに際して初めて知りました．ありがとうございます．

　外来研修の執筆にご協力いただいた山本万希子先生（亀田総合病院リウマチ膠原病内科），そしてコメディカルの立場からご協力いただいた前泊朋子師長（現沖縄県立精和病院師長），仲間千賀子主任をはじめとする沖縄県立中部病院外来担当の看護師の皆さん，クラークの皆さん，それに検査技師や薬剤師の皆さんには，資料提供や筆者ら自身を含む外来担当医師に対するさまざまな提言をいただき，大変お世話になりました．今後もいろいろなご意見をいただくことで，さらなる本書の充実につなげていきたいと考えています．この場を借りて深謝いたします．

岸本暢将
篠浦　丞

外来診療コミュニケーションが劇的に上手くなる方法

- 1章★患者さんに満足してもらえる外来診療の流れ　　　　12
- 2章★反面教師!? 患者さんからのクレームと対策　　　　56
- 3章★呉越同舟!? コメディカルから医師へのクレームと対策　105
- 4章★艱難辛苦!? 外来診療でよくあるエピソードと対策　　127
- 5章★患者クレームを上手に処理するポイント　　　　　　171
- 6章★米国式外来研修指導のシステム　　　　　　　　　　179
- 7章★日本で効果的な外来指導・教育法　　　　　　　　　189

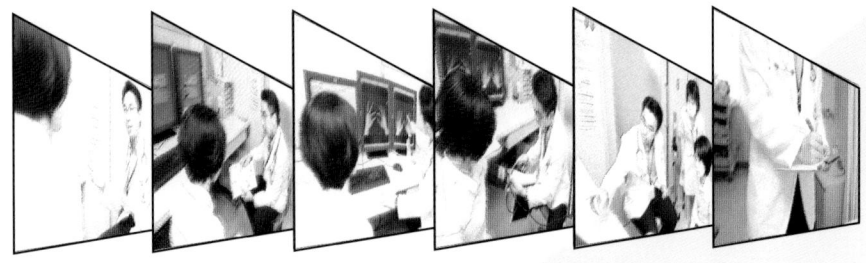

1章　患者さんに満足してもらえる外来診療の流れ

はじめに
外来診療「悪い例」

　まず，外来診療の流れを概観します．
　この「悪い例」に登場する医師はかつての筆者自身がモデルです．恥ずかしながら問題が多い外来診療です．
　まずは，「悪い例」をざっとお読みいただき，問題点をリストアップしてみてください．番号①〜⑤は，各まとまりが外来診療の流れのうちどの段階にあるのかを示しています．

●外来診療エピソード **悪い例**

① 実際の外来がはじまるまで

　〇月〇日．今日は外来日．
　なのに朝からいろいろ忙しい．本当は9：00から外来診療が始まるはずなのだが，病棟患者さんの病状説明が長引いて，一段落したのが8：45，他の病棟患者さんの様子を見ると9：15になっていた．外来から診療催促の電話．予定患者さんを看護師に聞くと午前中だけで44人とのことで，早くも絶望的な気持ちになる．外来に降りると，看護師，クラークの冷たい視線．自分のブースの前にはごった返す患者さんたち．「混んでて座れないじゃないか，いつまで待たすんだ」と看護師に食ってかかる患者さんの声も聞こえてくる．

② 予習各論

　1番目の患者さん．上腹部不快感で5日前に上部内視鏡を施行した人だ．生検結果が保留のままなので，あわてて病理検査室に問い合わせてもらう．結果は今日中には出ないとのことで，結局お引取りいただく．1週間後に再診の予約をさせる．
　2番目の患者さん．3日前に撮ったCTの読影ができていなかったため，この読影依頼を放射線科専門医にお願いし，その結果が出るまでの間，患者さんには待ってもらう．

③ 実際の外来診療 〜情報収集
「山田太郎さん，中へどうぞ」マイクで3番目の患者さんの名前を呼ぶ．「えーっと山田さん，具合どう？」とコンピュータを見ながら患者さんに呼びかける．見るとまだ本人は入ってきていなかった．再度コールして，患者さん入室．無熱で，バイタルは一応異常なく，体重も増減なし．
「体調どう？」
「最近元気が出ないです．食欲もないし，，」
「慢性肝炎だからねえ．しばらく様子見ておこう．お薬出しといたから．次の外来日には腹部エコーと採血ね．1カ月後．お大事に」

④ 実際の外来診療 〜アセスメントとプラン
　次の患者さんのカルテをめくりだす．ふと見るとまだ前の患者さんが扉の前に立っている．
「どうしたの？ まだなんかある？」ちょっといらだつ．
「この前の検査の結果，どうだったんですか？ 胃カメラ飲んだんですけど」
　そういえばそうだった．カルテの裏表紙にまぎれている検査レポートを探し出す．「食道静脈瘤（＋），内視鏡治療要」とのこと．
「食道静脈瘤があるって．内視鏡で治療した方がいいと専門の先生が言ってる」
「先生，私肝臓が悪いんですよね？ そういう治療，私に耐えられるのでしょうか？」
「あなたは肝硬変で，治療となると入院だし，いろいろほかの合併症も大変だから，また次の外来で詳しい相談しましょう」
「先生，私，肝硬変なんですか？ 聞いてません」

⑤ 診療の終わり，およびフォローアップ
「，，，また今度の外来で詳しく話しましょう．次回の外来までにやる検査の結果も踏まえて，今後のことを相談しましょうね．はい，いいですよ」

1章 ◈ 外来診療コミュニケーションの目的を理解する

いかがでしたか.「こんなひどい外来診療は自分とは無関係」という先生にとっては,本章を読み進めていただいてもあまり意味がないのではないかと思います.しかし,この例のなかに,少しでも先生ご自身を感じられる部分があれば,きっと得るものはあると思います.ご一緒に考えていきましょう.

まず最初に,**外来診療において有益かつ効率的なコミュニケーションを強調する目的は何か**,ということを確認しておきましょう.

外来診療コミュニケーションの目的は,

- 限られた時間にできるだけ多くの情報を入手し
- 情報に基づいて適確かつ有益な診断や治療計画を達成し
- 計画を患者さんと共有する

ことです.言い換えると「的確に患者さんの状態を把握し,問題点を抽出し順位付けし,目標を設定のうえでこれを患者さんと共有し,目標達成のために患者さんとともに歩む」ということなのです.

この章で示すツールとしてのコミュニケーション技法は,その「目的」を達成することによってはじめて意味をもちます.

以上は非常に重要な,本章のいわば「存在意義」の部分ですから,以下にもたびたび出てきます.

上述のように,「悪い例」はいくつかのまとまりに分かれていて,それぞれが外来診療の流れのなかでどの部分に当たるかがわかるようにしてあります.この「悪い例」に従って外来診療の流れを大雑把に捉えながら,それぞれの項ごとに「悪い例」を分析,修正していきます.

具体的な構成は以下のようになります.

①実際の外来がはじまるまで
　予習の重要性(1)〜診療時間感覚をもって予習する(1章2)
②予習各論
　予習の重要性(2)〜具体的な予習項目(1章3)
③実際の外来診療 〜情報収集
　・診療中の時間感覚,患者さんとの位置関係,カルテの書き方(1章4)
　・患者さんを迎えに行こう(1章5)

> - 自己紹介，名前の確認，挨拶（1章6）
> - 患者さんを主体とした問診法"PATIENT"（1章7）
> - コミュニケーション法の実例（1章8）
> - 相槌の打ち方，話のつなぎ方（1章9）
> - open questions（1章10）
> - closed questions（1章11）
>
> ④実際の外来診療 〜アセスメントとプラン
> - 共有におけるコミュニケーション上の注意点（1章12，1章13）
>
> ⑤診療を終えるにあたって，およびフォローアップ
> - 診療の終わり際での注意点（1章14）
> - 復習とフォローアップの勧め（1章15）

以上を踏まえて，本章の最後に外来診療の理想型を提示します．

■「外来診療の流れ」を患者さんと共有する

　実際の分析に入る前にもう少し詳しく，「外来診療の流れ」を確認しておきましょう．外来診療の流れを確認し患者さんと共有するということは，外来を受診する患者さんに今日1日がどのように進んでいくかについてのイメージをもってもらい，コミュニケーションの円滑化を図るということです．実際にはその「流れ」にしたがって医師が仕事を進め，それに患者さんも乗ってくれること，両者がその中のどこに位置しているのかをお互いにきちんと把握していることが重要なのです．

　患者さんに診療の流れを確認させた方が訴訟件数が減るという研究[1]がありますし，また，一段落するまでにどの程度時間がかかるかをあらかじめ患者さんに伝えておいた方が説明の理解や協力が得やすい[2]ということも言われています．

　実際の外来診療の流れは以下のようになります．

外来診療の流れ

> - 医師自身による予習
> - 予診，紹介状の確認
> - 対面，挨拶，自己紹介
> - 問診

- 診察
- 検査

ここまでが"医療情報収集"です．

- 問題点の確認，鑑別診断，ゴールの決定
- ゴールの期限決定
- ゴールの患者さんとの共有

この部分は"方針決定と，患者さんとの共有"です．

- 復習

これは次の外来への「予習」につながります．

　問題はいかにきちんと患者さんに理解してもらい，患者さんと共有できるかということで，医療情報収集，復習の部分も患者さんに理解してもらうことが理想です．外来診療の流れを患者さんに理解してもらうための工夫として，外来の環境を見直し，待ち時間を利用するのも1つの方法です．待ち時間を利用して，診療の流れを説明したパンフレットやビデオを用意し，患者さんたちに読んでもらったり，観てもらったりします（3章13参照）．

文献

1) Levinson, W. et al. : Physician-patient communication. The relationship with malpractice claims among primary care physicians and surgeons. JAMA, 277 : 553-559, 1997
2) Silverman, J. et al. : Skills for communicating with patients. 2nd ed. Radcliffe, Oxford, 2005

1章 患者さんに満足してもらえる外来診療の流れ … 2

実際の外来がはじまるまで
予習の重要性（1）～診療時間感覚をもって予習する

ここでは，その週の月曜日から外来当日の朝までにやるべきことを示して，予習の重要性について解説します．

● **外来診療エピソード悪い例**

　○月○日．今日は外来日．
　なのに朝からいろいろ忙しい．本当は9：00から外来診療が始まるはずなのだが，病棟患者さんの病状説明が長引いて，一段落したのが8：45，他の病棟患者さんの様子を見ると9：15になっていた．外来から診療催促の電話．予定患者さんを看護師に聞くと午前中だけで44人とのことで，早くも絶望的な気持ちになる．外来に降りると，看護師，クラークの冷たい視線．自分のブースの前にはごった返す患者さんたち．「混んでて座れないじゃないか，いつまで待たすんだ」と看護師に食ってかかる患者さんの声も聞こえてくる．

Point 1　外来診療はその前日までに6割は終わっている！
月曜日の朝

　まず，月曜日の朝，週間プレビュー（weekly preview）を行います．これはいわば総論的な予習です．その週の外来患者人数，入院予定，検査予定，治療予定など，週全体の流れをチェックしておくのです．その週の月曜日にこれを行っておく理由は，前日の夜では修正の効かない，コンサルト，検査日程の変更，患者さんへの連絡などを可能にするためです．その延長線上に前日の各論的な予習が必要になる訳です．

Point 2　診療時間感覚をもつ！
外来前日　時間配分の大まかな決定

　患者さんの診察時間配分は，残念ながら米国と日本の間での診療実態，特に医師1人あたりの受け持ち患者数が全く異なるため，米国の患者面接や外来診療の教科書をそのまま鵜呑みにしてわが国で使用することは問題があると思います．

● 新患患者さんに対して

　新患患者さんに対する理想的な時間配分については，筆者はかつて自身が受験した米国医師国家試験におけるOSCE（objective structured clinical examination，客観的臨床能力試験）であるCSA（clinical skill assessment，現在はCSAとしては独立していない）での診察時間から割り出した15分を基準にしています．

● 再来患者さんに対して

　再来患者さんについては，予習で得られた情報から割り出します．

　外来前日に外来患者数を再確認し，1人あたりの診療時間をあらかじめ計算しておきます．筆者の外来診療の場合，診療枠は9：00〜15：30まで30分刻みに（途中2時間の昼休みを挟んで）10枠ありますので，もし当日の予定患者数が50人分となると，単純計算で入退室含めて患者さん1人あたり6分の診察時間となります．

$$再来患者さん1人にかけられる時間 = \frac{1枠あたりの時間}{予定患者数 \div 外来での枠数}$$

　もちろん個々の患者さんに対してカルテ書き，データやオーダーのための時間も必要となりますし，何人の新患患者さん，紹介患者さんを診ることになるかという点も未知数ですので，ある程度「遅れ」は覚悟しなくてはなりません．

当日の昼休み　「クッション時間」をもつ

　その遅れを取り戻す「クッション時間」も必要となります．筆者は2時間，すなわち12：00〜14：00の間の「昼休み」を，新患診察やその他で生じた遅れを取り戻す時間にあてています．バナナなどの血糖を比較的すぐに上げられる「昼食」をとりながら取り組むことになります．もちろん外来日当日の朝食もしっかりとっておく必要があります．

　このような方法をとる過程で，同僚や先輩によく「そこまでやるの」，「前日にカルテを準備するなんて事務の人や看護師さんにextra workを強いるだけじゃないか」と言われていました．でも，よく考えてみるとこれらの指摘はおかしいのです．外来診療では，長時間待っている患者さんのことを第一に考えるべきです．苦痛や悩みなど，理由をもって長時間待ちながら病院にやってくる患者さんに「医師1人あたりの患者診療人数が多く，医師は忙し

いから，患者さん1人にかけられる時間が短くなる」という言い訳は通らないのではないでしょうか．予習復習を有効に行えば，非常に厳しい外来診療時間のなかで1人ひとりの患者さんにかけられる時間は少しでも増やせます．情報収集，疾患や治療に対する知見やエビデンスの収集と準備，他科，専科の医師とのディスカッション，具体的な治療法や検査法の適用決定などはきちんと時間をかけ，準備することで，はじめて外来診療が「練られた，磨き上げられた」ものになるのです．

ちなみに上記の予習での計算式を用いて計算すると，昼2時間の時間枠で新患患者さん8人，再来患者さん20人はカバーできる計算となります．

外来診療は真剣勝負です．マラソンです．ボクシングの15Rです．なめてはいけません．ただし，「事務の人や看護師さんにextra workを強い」ていることは動かしようのない事実です．自身の外来診療は自分1人で行われているのでは決してないことを常に肝に銘じることが大切です（3章10，3章11参照）．

さらに，以下の点にも留意します．

- 可能なら当直は外来前に入れない．
- 大きな処置や手術は外来前日に入れない．
- 外来当日は化学療法，その他の治療の初日とはしない．
- 入院患者回診を当日は6：00〜8：00など，早朝に済ませるようにする．

まとめ

- 予習が大事！
  外来診療はその週の月曜日にはじまり，前日までで6割は終わっている．
- 外来診療当日の予定には細心の注意を！
  外来日前日の当直，外来日の朝の病状説明，化学療法の開始予定などはできるだけはずす．
- 診療時間感覚をもて！
  新患患者さんには15分，再来患者さん1人にかけられる時間は1枠あたりの時間÷（予定患者数÷外来での枠数）

参考文献
1）向原圭：「医療面接　根拠に基づいたアプローチ」．文光堂，2006

1章 患者さんに満足してもらえる外来診療の流れ 3

予習各論
予習の重要性（2）〜具体的な予習項目

　予習の重要性のPart 2です．具体的な流れの続きを見ながら，予習には次の検査や治療プランの立案まで含んでいることを解説します．

● **外来診療エピソード 悪い例**

　1番目の患者さん．上腹部不快感で5日前に上部内視鏡を施行した人だ．生検結果が保留のままなので，あわてて病理検査室に問い合わせてもらう．結果は今日中には出ないとのことで，結局お引取りいただく．1週間後に再診の予約をさせる．
　2番目の患者さん．3日前に撮ったCTの読影ができていなかったため，この読影依頼を放射線科専門医にお願いし，その結果が出るまでの間，患者さんには待ってもらう．

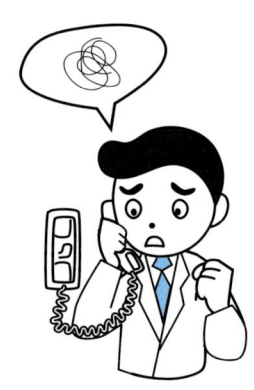

Point 3　具体的な予習内容はこれだ！

　具体的な「予習」内容について以下に列記します．

- 各種検査結果の準備，解釈，今後の検査および治療予定の決定
- 疾患，検査や治療に関する論文，エビデンスのチェック
- ルーチン検査項目と日程の決定
- 検査データの経時的フォローと将来の予定日の確認
- 以前「次回外来までにしておきます」と述べた項目の準備（1章8参照）

　将来のルーチンの検査計画は，6回先まで大体の日程を決めておきます．最後の項目については，1章8で詳しくお話します．

- コンサルトノートや紹介状をあらかじめ記入

予習をさらに効率的にするために，電子カルテなら患者さんの基本情報（basic information）についてのファイルを作成し，紙カルテなら検査データなどを束ねておくページなどにbasic informationのまとめを挟んでおき，常にこれを参照できるようにしておきます．

Point 4　予習には質的方針決定を必ず含めろ！　決められなければせめて選択肢を！

予習の重要性はいくら強調してもしすぎるということはありません．

- 読影依頼，コンサルトなど，他科の先生を巻き込むような業務は特にその先生にあらかじめ1本連絡を入れたり，直接出向いてお願いするなどの工夫をする（3章5参照）．
- 患者さんに無駄をさせない！　もし検査結果，画像結果が予定外来までには間に合わないことが判明したら，前日までに患者さんに連絡して外来の日をずらす，などの対策をとる．
- 結果を踏まえての治療計画（action plan）をあらかじめ立てておく，あるいは，せめてaction planの選択肢を3〜4つまで絞り込んでおく．

Point 5　「燃え尽きない」ための工夫

できる医師ほど患者さんを多く抱え，しかもそれぞれの患者さんは重症なことが多いものです．そこで「気になること」を「気にしない」工夫も大事になってきます．

区切りのつけ方，けじめのつけ方

とはいえ，大勢の患者さんを抱えている医師にとって，さっさと気持ちを切り替えて次から次へと業務をこなしていくことは至難の業です．ICUに入った重症患者さん，気になる検査結果，具体的にあげれば気になる事柄は切りがありません．

そうしたもろもろの「気になること」に対しては，以下のように対応してみます．

- 気になっている項目を書き出してみる．

心配事や悩みを明文化するだけでも楽になることがあります．

・小さな箱を用意しておき，リストアップした「心配事」をその箱の中に入れて紐かゴムでとめてしまう．

箱は外来が終わった後にゆっくり開けます．リストを引っ張り出してそのときにまた悩めばいいのです．

注意しておきたいこと

・予習で作った枠組みにあわせて実際の診療を行ってはいけない．

予習の重要性は強調してもしすぎることはないと思いますが，処方箋をあらかじめ書いたり次の予約をあらかじめ入力したり，ということまでするのは避けるべきです．あまりに枠組みを完成しすぎると，知らず知らずのうちに，その枠組みの方に患者さんの診療を当てはめてしまうことになるからです．

まとめ

・予習の段階で他科医師に依頼する必要がある項目が判明した場合，必ずあらかじめ書類や時間配分などの準備をしておき，事前に電話か直接会って再確認のお願いを！
・予習には検査，治療計画まで含むこと．せめてその選択肢を3～4つ用意しておくこと！
・気持ちのけじめ，切り替えの工夫が必要である．

参考文献
1) Silverman J et al. : Skills for communicating with patients. 2nd ed. Radcliffe, Oxford, 2005

1章 患者さんに満足してもらえる外来診療の流れ……4

実際の外来診療 ～情報収集
診療中の時間感覚，患者さんとの位置関係，カルテの書き方

　もう一度，有益かつ効率的なコミュニケーションを強調する目的は何か，ということを確認しておきましょう．

　外来診療コミュニケーションの目的は，

> ・限られた時間にできるだけ多くの情報を入手し
> ・情報に基づいて適確かつ有益な診断や治療計画を達成し
> ・計画を患者さんと共有する

ことです．言い換えると「的確に患者さんの状態を把握し，問題点を抽出し順位付けし，目標を設定し，共有し，目標達成のために患者さんとともに歩む」ということなのです．

　この章で示すツールとしてのコミュニケーション技法は，あくまでその究極の目的を達成することによってはじめて意味をもちます．

●外来診療エピソード 悪い例

　「えーっと山田さん，具合どう？」とコンピュータを見ながら患者さんに呼びかける．見るとまだ患者さんは入ってきていなかった．

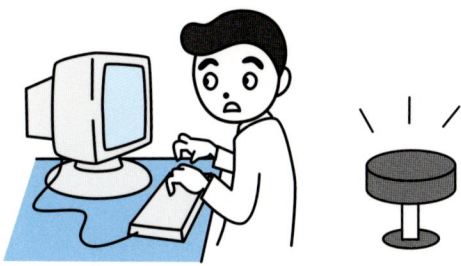

Point 6　マニュアルのためのマニュアルであってはならない！

　いよいよ患者面接の開始です．ただし，ここでも注意が必要です．かの

Batesにも "Remember that interpersonal distance varies by culture and personal style." [1] と出ていますが，これはつまり診療の現場の状況，構成する患者さんや医療スタッフ，地域，国などあらゆる状況により診療スタイルは臨機応変にすべきで，患者面接の画一的な理想型というものはないということなのです．ゆえにツールはあくまでもツールであり，マニュアルが自己目的化してはならないのです．

Point 7　診察中も診療時間感覚をもて！

外来の机には置時計を置くといいでしょう．My置時計です．弁護士事務所では相談者が弁護士と面談する際，卓上にさりげなく置時計が置いてあります．もちろん医師と違って弁護士は時間＝費用，の世界なためこのような方法がとられている訳ですが，参考になります．

前述した，予習の際に割り出した患者さん1人に費やせる時間を意識します．1人ひとりの患者さんの診察を開始する前に，My時計を見ながら問診に何分，診察に何分，計画共有までに何分，と診療の流れを意識しなおすのです．

My置時計はopen questionの待ち時間の計測（1章10参照）や，脈拍の計測にも使えます．

Point 8　患者さんは椅子に案内するな！ 診察台に直接座らせろ！

アメリカで臨床研修を受けた際に文句なしによいと思ったのは診察台でした．日本の外来における診察室のインテリアが医師中心で，患者さんの椅子

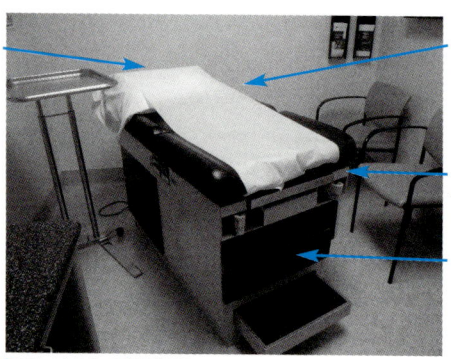

紙シーツで，患者さんごとにロールを巻いて新しくする

背もたれの角度は自由に調節できる．ちょうどビジネスクラス席の感じ．この写真ではフラットになっている．

ここは引っ張り出すと伸びて診察台はベッドになる

各種検査器具が入っている棚

●アメリカの診察室
患者用診察台が中心．診察室には患者家族用の椅子も用意されている．医師は別室でデータ収集，紹介状の確認などを行ってからこの部屋で問診，診察，説明を行う．

と診察台はそれぞれ隅っこに追いやられていることが多いのに対して，アメリカでは患者さんの診察台が部屋の中心にあります．診察台はソファのようですが，背もたれの角度が自由に調節できるようになっています．患者さんに座ってもらった状態で問診を始め，そのまま横になってもらい診察に移行できるようになっている訳です．必要な診察器具がソファの横にある引き出しの中に入っていて，ソファにかけられているシーツは薄紙のロール紙なので，患者さんが交代するごとに新しくできます．

　このようにはいかないまでも，せめて，連続性をもって問診から診察に移れるように，患者さんにははじめから診察台に腰掛けてもらいます．医師は患者さんと90度の位置関係に相対するように椅子を移動します．

Point 9　患者さんの顔を見ろ！ カルテを見るな！

　患者さんとの面接の間は，顔を背けてノートをとったりチャートを書いたりしないよう注意します（2章22，2章23参照）．患者さんから目を離してカルテ書きをする必要がある際は，その内容を声に出し，患者さんに確認しながらチャーティングしていきます．

まとめ

- 診療中も時間感覚をもて！ 診察室にMy時計を持て！
- 患者さんは診察台に座らせろ！
- 患者さんから顔を背けるな！

文献

1）Bickley, L. S. et al.：Bates' guide to physical examination and history taking. 8th ed. Lippincott Williams & Wilkins, Philadelphia, 2005

1章 5

実際の外来診療 〜情報収集
患者さんを迎えに行こう

●外来診療エピソード **悪い例**

「山田太郎さん，中へどうぞ」マイクで3番目の患者さんの名前を呼ぶ．

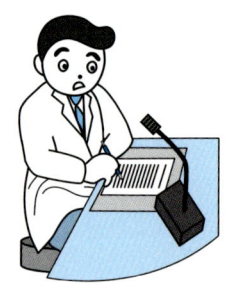

Point 10　患者さんをこちらから待合室まで迎えに行こう

　新患も再来も，患者さんは皆さんさまざまな不安を抱えて病院に来られています．そんななかでは外来医師の存在自体も緊張の種です．診察室に入る前の気持ちは，言ってみれば，転入生として新しい教室にはじめて入るときのような感覚，新入社員が扉の閉まった社長室に入るときのような感覚です．

　こちらから患者さんを迎えに行けば，そのような患者さんの心理的な抵抗を少しでも軽減できますし，歩行障害（gait disturbance），転倒リスク，付き添いの介助振りなどをチェックすることもできます．「迎えに行く」という行為は，実は外来診療コミュニケーションの目的である，

> ・限られた時間にできるだけ多くの情報を入手し
> ・情報に基づいて適確かつ有益な診断や治療計画を達成し
> ・計画を患者さんと共有する

ことを達成するためのロジカルなツールなのです．

　医師が患者さんを迎えに行くということは，優秀な社長が社長室のドアを開けっぱなしにしておくことと相通じるものがある訳です．

まとめ

・患者さんはこちらから迎えに行こう！

1章 患者さんに満足してもらえる外来診療の流れ ……………………… 6

実際の外来診療 〜情報収集
自己紹介，名前の確認，挨拶

● **外来診療エピソード悪い例**

> 再度コールして，患者さん入室．
> 「体調どう？」

Point 11 挨拶はそれ自体が目的なだけではない．重要なツールであり，またこのときにしか聞けない多くの情報収集のためのきっかけとなる！

　外来診療における自己紹介，患者さんの名前の確認，挨拶にはさまざまな意義がありますが，ここでは外来診療コミュニケーションの目的である，

・限られた時間にできるだけ多くの情報を入手し
・情報に基づいて適確かつ有益な診断や治療計画を達成し
・計画を患者さんと共有する

こと，言い換えると「的確に患者さんの状態を把握し，問題点を抽出し順位付けし，目標を設定のうえでこれを患者さんと共有し，目標達成のために患者さんとともに歩む」ということを達成するためのロジカルなツールとしての意味を強調したいと思います[1]．
　さらに，カルテレビューやその際の会話から，以前にその患者さんを診察していた可能性があれば，はっきりその旨確認し，当時のことも確認してください[2]．
　また，このとき続けて，「どの姿勢が一番楽ですか？ 痛みはありますか？ 長く話を聞いてもいいですか？」といった点の確認と，診断についての情報の共有希望についてもきちんと確認します．もしこの際，情報や方針の共有について，「わからない，難しい，聞きたくない」など，消極的な部分が見えたら，次回はキーパーソンに来てもらうなど，医療情報の伝達や方針の確認や共有についてほかの方法を考慮した方がいい場合もあります．
　また，患者さんを含めて何人かで入室してきた場合，必ず個々に自己紹介

して患者さん本人との関係を確認しておきます．患者さんにはその際に，「もちろん診察室に皆さんでいらっしゃることはかまいませんが，ご本人はそれでよろしいのですね？」と確認します[3]．

また，このとき，「もし検査結果を今日中に知りたければ1日かかりますよ」，「今日は午後までかかっても大丈夫ですか」など，今日1日の予定についても再度確認しておきます（2章8参照）．

·········· **まとめ** ··········

・自己紹介，患者さんのフルネーム確認，挨拶は，それに続く貴重な情報収集のきっかけである．
・この時間は以前の診療情報，診療にかけられる時間，情報や方針共有の意志，今日の予定に対する理解などがわかる貴重な時間である．

文献

1) Stapleton, F. B. et al.：My name is Jack-a piece of mind. JAMA, 284：2017, 2000
2) Silverman, J. et al.：Skills for communicating with patients. 2nd ed. Radcliffe, Oxford, 2005
3) Bickley, L. S. et al.：Bates' guide to physical examination and history taking. 8th ed. Lippincott Williams & Wilkins, Philadelphia, 2005

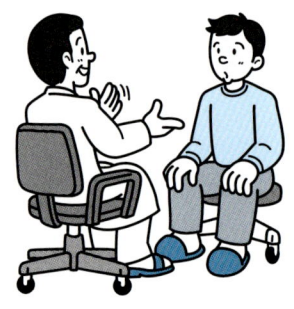

1章 患者さんに満足してもらえる外来診療の流れ ……… 7

実際の外来診療 〜情報収集
患者さんを主体とした問診法 "PATIENT"

　ここでは，皆さんがすでにプレゼンテーション用の，いわば「医師のための」フォーマットに則った患者情報収集ができていることを前提に（文献1参照），これに「患者さんのための問診項目」をうまく組合わせて，「外来診療コミュニケーション」の目的を達成できる情報収集ができることを目標に話を進めていきます．

●外来診療エピソード 悪い例

　　患者さん入室．
「体調どう？」
「最近元気が出ないです．食欲もないし，，」
「慢性肝炎だからねえ．しばらく様子見ておこう．お薬出しといたから．次の外来日には腹部エコーと採血ね．1カ月後．お大事に」

　ちょっと横道にそれます．この医師は結論を先送りしています．「とりあえず様子を見ましょう」，「次の外来でね」，「とりあえず入院しましょう」という言葉にも同様のニュアンスが含まれることがあります．外来での準備不足は知識不足，決断力不足と同義です．「結論の先送り」は，ときに致命的な失敗につながります．こういうことをなくすことが本書の目的の1つなのです．

Point 12　患者さんを主体とした問診法 "PATIENT" をマスターせよ！
「外来診療コミュニケーションの目的」再び

　しつこいことはわかっていますが，また強調させてください．外来診療のコミュニケーションを学ぶ際に重要なことは，その目的は何かを常に忘れないことです．
　外来診療コミュニケーションの目的は，

- 限られた時間にできるだけ多くの情報を入手し
- それに基づいて適確かつ有益な診断や治療計画を達成し

・計画を患者さんと共有する

ということです．言い換えると「的確に患者さんの状態を把握し，問題点を抽出し順位付けし，目標を設定し，共有し，目標達成のために患者さんとともに歩む」ということです．

この章に示されるツールとしてのコミュニケーション技法は，あくまでその目的を達成することによってはじめて意味をもちます．

患者さんを主体とした問診法"PATIENT"とは何か

"PATIENT"それ自体は，記憶の便宜のために筆者が日ごろ使っている語呂合わせ暗記術（ニーモニック，mnemonics）に過ぎません．内容自体は，医療面接の電子教科書であるKurtzの「The Enhanced Calgary-Cambridge guide to the Medical Interview」[2,3]に詳細が載っています．

まず前提として重要なのは，「医師を主体とした問診法」をマスターしていることです．われわれ臨床医は，患者情報収集において，Age-Sex-CC-HPI-PMH-PSH-All-Medication-SHx-FHx-AHC-PEx-Labs & Images-Problem listing-Ass-diagnostic planning & therapeutic planningという順序と内容でhistory takingをしていく方法によってトレーニングされてきました．これはいわば「不動のgolden standard」，全世界共通のフォーマットです．これを仮に，「医師を主体とした問診法」と呼んでおきます．

くり返していうと，「医師を主体とした問診法」とは，

> Age（年齢）- Sex（性別）- CC（主訴）- HPI（現病歴）- PMH（内科的既往）- PSH（手術既往）- All（アレルギー）- Medication（服薬）- SHx（嗜好，主に喫煙と飲酒）-FHx（家族歴）- AHC（年次健診）- PEx（身体所見）- Labs&Images（検査結果）- Problem listing（問題リスト）- Summary（医療情報要約）- Ass（アセスメント）- diagnostic planning & therapeutic planning（計画）

という順序で，患者さんの診療を組立てていこうとするものです．

しかし，このフォーマットだけでいこうとするとどうしてもclosed questionが中心となり，患者さん中心の問題点の把握がおろそかになる可能性があることにも留意すべきです．

それを改善しようとしたのが，この"PATIENT"です．これによって得

られた患者さんの立場から見た情報を上述の"golden standard",つまり「医師を主体とした問診法」に組合わせることで,医師と患者さんの間の医療情報と方針の共有を達成しようとするのです.

以下に具体的に"PATIENT" mnemonicsをあげます.

P (prognosis / problems / profile)
A (affectability)
T (term)
I (intelligence / impression)
E (expectation / experience)
N (nuisance / notion)
T (treatment / tactics)

大事な点なので,解説をつけます.

P	・患者プロフィールの再確認. ・患者さんの考える問題点は何か. ・患者さんが考える原因や予後.
A	・日常生活への影響.
T	・いつまでに解決したいのか.
I	・疾患についての印象や情報.
E	・医師や治療に対して期待すること. ・家族,親類,知人に関しての類似体験.
N	・疾患をめぐる不安. ・どういう気持ちがするか(感情).
T	・患者さんが考える治療. ・患者さんがとった対応.

これらは何も目新しいことではありません.具体的な質問を次に示しますが,これらはBatesに昔から載っている質問の実例[4]です.
「このような腹痛が生じたのはなぜだと思いますか?」
「痛みに関して一番心配なこと,困っていることは何ですか?」
「今回の症状について,私が医師としてどのように対応することを望まれますか?」

「今回の問題が，仕事，家庭生活，社会生活，親としての自分，夫としての自分，妻としての自分，自分自身を保つことに影響していますか？」

「今回のようなことが以前あなたか，あなたの家族に起こったことはありますか？」

「何か具体的にこれを解決するためにしましたか？」

······························· まとめ ·······························

- 従来の医療情報収集に加えて，"PATIENT"を必ず患者さんに確認せよ！
- 患者さんの
  - 病気自体/原因/予後/治療についての考え
  - 病気や治療についてのイメージや知識，過去の体験
  - 日常生活への影響
  - いつまでに治療したいか
  - 医師，治療に期待すること
  - 悩み，不安
  - これまでの対応

  を把握する．
- problemリストをつくるときは上記双方から同様に行う．

文献

1) 岸本暢将：「米国式 症例プレゼンテーションが劇的に上手くなる方法」．羊土社，2004
2) Kurtz, S. M. et al.：The enhanced Calgary-Cambridge guide to the medical interview. 2003
   http://www.commscascade.medschl.cam.ca.uk/Docs/Frameworks/FiguresCCM2.doc
3) Kurtz, S. M. et al.：Marrying Content and Process in Clinical Method Teaching：Enhancing the Calgary-Cambridge Guides. Academic Medicine, 78（8）：802-809, 2003
4) Bickley, L. S.：Bates' guide to physical examination and history taking. 8th ed. Lippincott Williams & Wilkins, Philadelphia, 2005

1章 患者さんに満足してもらえる外来診療の流れ 8

実際の外来診療 〜情報収集 コミュニケーション法の実例

　コミュニケーションはいわばキャッチボールです．医師と患者さんのやり取りのなかで作り上げられ，練り上げられていくものです．しかし，それは所詮ツールに過ぎません．しかし，「たかがツールされどツール」で，このキャッチボールのやり方によっては，全く情報収集ができないばかりか，かえって患者さんの状態を悪化させる危険もはらんでいるのです．

● **外来診療エピソード 悪い例**

> 「最近元気が出ないです．食欲もないし，，」
> 「慢性肝炎だからねえ．しばらく様子見ておこう．お薬出しといたから．次は腹部エコーと採血ね．次の外来は1カ月後．お大事に」

　しつこく述べます．外来診療コミュニケーションの目的は，

> ・限られた時間にできるだけ多くの情報を入手し
> ・情報に基づいて適確かつ有益な診断や治療計画を達成し
> ・計画を患者さんと共有する

ということです．この章に示されるツールとしてのコミュニケーション技法は，あくまでその目的を達成することによってはじめて意味をもちます．

　具体的なコミュニケーション技法としてはいろいろなものが紹介されています．「悪い知らせを伝えるためのSPIKES」などはそのなかでも特に有名で，さまざまな状況下に用いられています．ここでは簡単にNURS法と杉田峰康氏による「治療構造の恒常化」のアプローチを紹介しておきます．"SPIKES"についてはコラム（p35）をご参照ください．

Point 13　NURS

　コミュニケーションにおいて，以下のmnemonicsの内容に留意する，とい

うものです．本来は奥の深いものですが，ここでは以下のように簡単に紹介するにとどめます．

● Naming
感情的な問題を明確にしてあげる．
「不安なのですね，ご立腹のようですね，つらかったのですね，悲しかったのですね，迷っているのですね」

● Understanding
理解を示す．
「あなたの状況はよくわかります，あなたのつらさは私にも伝わります」

● Respect
相手に敬意を払う．
「よく決心しましたね，誰でもこうなります，誰にでもできるというものではありません，本当に大変でしたね」

● Support
援助，共感．
「一緒にやっていきましょう，できる限り協力いたします，連絡してください」

Point 14　杉田峰康氏による「治療構造の恒常化」

　交流分析の考え方から言えば，医師－患者関係においては，時間をかけるということが患者さんに対するより深い受け入れと共感につながると言えます．ただし，現実には忙しい日常診療のなかで満足のいくように特定の患者さんに時間をかけるということは困難です．これに対して以下のような対処法が提唱されています．

　患者さんが「今日は話を聞いてほしい」と考えているように感じたら「何か大切なことをお話しになりたいようですね」と聞いてみます．

　肯定的な反応があれば，「わかりました．十分な時間は取れませんが今日は1～2分でその要点だけでも教えてくださいますか．次回診療時までにこちらでできることを考えておきますので，今日はそれでお許しください」と受け止めます．

　次回診療時には，「この前の件ですが，このように考えてみました．答えになっていますか？　それについての感想をやお気持ちを1～2分で教えてください．そして，また次の外来の際に少しお話をさせてください」と述べます．

　このように心理的なメッセージを少しずつでも恒常的に出すことを「治療構造の恒常化」といいます．

まとめ

コミュニケーション技法の真髄は相手を認めること．具体的には以下があげられる．
- Naming / Understanding / Respect / Supportで返事する．
- 「治療構造の恒常化」を意識する．

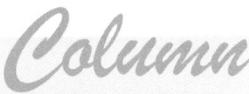

SPIKES

"SPIKES"はAmerican Society of Clinical Oncologyのカンファレンス（2002）で最初の原案が出されたもので，腫瘍医療の領域で「悪い知らせ」を伝えるために開発されたコミュニケーション技術です．

「悪い知らせ」を伝える前提として
- 予習がきちんとできている
- 起こりうる感情的反応への対処法，対応をあらかじめ考えてある
- 悪い知らせを伝えた後，患者さんへの希望と支えとしての自分の立場を確認してある

ことが重要です．

「悪い知らせ」とは，
- 病名の告知
- 再発の告知，治療が効かないことの告知
- 遠隔転移診断の説明
- 非可逆的，あるいは重篤な副作用出現の説明
- 有効治療が存在しないことの説明
- 終末期医療への移行の説明
- 遺伝子検査で異常があったことの説明

などを指します．
"SPIKES"のmnemonicsを順に見ていきます．

●Setting
　知らせるための適切な場所を設定します．その空間はプライバシーの確保や必要な第三者の同席などが準備されている必要があります．ティッシュも用意しておきます．
　自己紹介は患者さんケアにおける自分自身の役割も明確に示さなくてはなりません．
　自分の言葉で，患者さんの話を必ず要約し，それをくり返す必要があります．
　短い沈黙には耐える必要があります．
　そして，以上のための準備を怠らないことが肝要です．

●understand patient's Perception
　患者さんに質問し，語らせて，患者さんがどのようなことまで知っているのか，どんな気持ちでいるのかを知ります．
「あなたの理解していることをお話しください」
「あなたが主治医，あるいは前医から聞かれたことは何でしょう」

ここでは否認の兆候に注意します．否認は恐怖やコントロール感を失うことに対する対処法です．

● obtain patient's Invitation

どこまで患者さんが情報を知りたいのかを確認します．
「知りたくないことを知らなくてもいいという権利もあります」
「知らせないで，という人もいます」
という言い方でその旨を伝えます．
なお，必要な情報量はその都度異なり，また必要な情報は時間を経るにしたがって減少していく傾向があります．

● provide Knowledge

ここではじめて「本題」に入ります．よくない知らせであることを前置きしたうえで情報を伝えます．医学専門用語は避け，患者さんの語彙を用い，患者さんの理解を確認しながら少しずつ話していきます．
「理解できましたか？」
「私の言っていることがわかりますか？」
注意すべきことは，患者さんの苦しみを抑えようとして軽い方へ事実を歪曲して伝えようとすると後で患者さんとの連帯が得られにくくなるということです．

● have and show Empathy

患者さんの反応に共感を示します．そして必要なら患者さんの気持ちを探ってみます．
「私はもうすぐ死ぬの？」
「痛みと苦しみが強くなるの？」
「もう希望がないの？」
共感的反応とは，上記に対して次のような言葉をかけることです．
「死ぬということが怖かったんですね」
「痛みや苦しみが出てくることが怖いのですね」
「どんなに驚いたかはよくわかります」
「このことはあなたにとって，とてもきつい知らせだということはよくわかります」
「他のたくさんの患者さんも同じような経験をされました」
「これはとても私にとって難しいことです」
「残念です」
「私にとっても悲しいです」
次のような言葉は，探索的反応になります．
「あなたの心配していることをもう少し話していただけますか？」

● suggest Strategy

戦略を要約して伝えます．
ここまで来たら，患者さんの理解を確認します．そして次にすべきことを明確化します．治療計画を準備しておき，患者さんにこれについて話し合う準備ができているかを確認します．患者さんが知りたいことは何度も確認します．
最終的に，次の面接の際に何をするのかを決めて患者さんと具体的に約束を交わします．
やはり正直であることが最良の方法です．

文献

1) Baile, W. F. et al. : Spikes --a six-steps protocol for delivering bad news : application to the patient with cancer. The Oncologist, 5 (4) : 302-311, 2000
2) 東京大学医学部附属病院緩和ケア診療部：悪い知らせを伝える6段階プロトコール：SPIKES．東京大学医学部附属病院緩和ケア診療部ホームページ http://www.h.u-tokyo.ac.jp/patient/depts/pailiative5.pdf

1章　患者さんに満足してもらえる外来診療の流れ　9

実際の外来診療 〜情報収集
相槌の打ち方，話のつなぎ方

　もう少しコミュニケーション技法について述べます．ここではその具体的な適用法について解説します．

episode
●**外来診療エピソード悪い例**

「先生，私肝臓が悪いんですよね？　そういう治療，私に耐えられるのでしょうか？」
「あなたは肝硬変で治療となると入院だし，いろいろほかの合併症も大変だから，また次の外来で詳しい相談しましょう」

Point 15　「ね」を使いこなせ！

　患者さんの感情の発露を感じたら，それを言葉で患者さんに伝えるのです[1]．
　具体的には「ね」で終わる言葉をかけてみてください．言葉にしてみると，それに従って自分の気持ちが患者さんとの次のコミュニケーションに続いていく姿勢になっているのが実感できると思います．

- さぞ不安だったでしょうね．
- それは大変でしたね．
- 心配でしたね．

という具合です．
　注意すべきは，患者さんの感情や価値観と自分自身の感情や価値観をあくまで区別することです．患者さんのもつ考えに反対であっても，そこで医師側の自分が自分の意見を押し付けてしまっては，患者さん側はすべてが否定されたように感じて元も子もなくなります（2章1参照）．そのような失敗に陥らないようにするために，「自分は，○○さんという患者さんのこのような点について，こういう感想や感情をもっているなあ」と客観視してみます．意識して心の中で言ってみたり，ノートに書き留めてみることが重要なのです．

また，言葉だけがコミュニケーションというわけではありません．ボディランゲージや医師の反応も重要です．

　やりはじめは自身を偽善者のように感じたり，照れくさかったりするかもしれません．しかし，気持ちをこめるということは，医師と患者さんとの共通の目標を達成するための重要な診療ツールと考えるべきです．

> **まとめ**
> ・コミュニケーションにおいては「ね」が重要である．
> ・相手の感情の手がかりを感じたら，それを言葉にしてみる．最後に「ね」をつけて，簡潔に感想をのべる．

文献

1) Smith, R. C. et al.：The patient's story：Integrated patient-doctor interviewing. Little Brown, Boston, 1996
2) Silverman, J. et al.：Skills for communicating with patients. 2nd ed. Radcliffe, Oxford, 2005
3) Lipkin, M. Jr. et al.：The Medical Interview：Clinical Care, Education and Research. p73, Springer-Verlag, New York, 1995

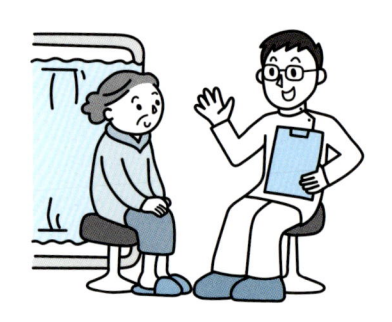

実際の外来診療 〜情報収集
open questions

●外来診療エピソード 悪い例

「体調どう？」
「最近元気が出ないです．食欲もないし，，」
「慢性肝炎だからねえ．しばらく様子見ておこう．お薬出しといたから．次の外来日には腹部エコーと採血ね．1カ月後．お大事に」

　ほとんどの患者さんは60秒以内に話を終え，150秒以上話し続ける患者さんは1人もいなかったという報告[1]があります．
　医師が全く話をさえぎらないと78％の外来患者さんは2分以内に話を終了，2％のみが5分以上話し続けた，という報告[2]もあります．
　また，患者さんに自由に語らせるopen questionの方が患者さんの満足度，情報収集の効率性，診断の正確さが向上するという報告[3-6]もあります．
　その一方で，コミュニケーション上の問題点の大半は，面接の最初の数十秒〜数分間に起こっているという研究[7]もあります．
　以上を総合すると，98％の患者さんは2分以内に話し終えるのだし，その方が患者さんの満足度とそれに伴う効果が期待できるのだから，2分は自由に話してもらおう，ということになります．

Point 16　open questionの極意

open questionの極意は，

- 2分間は自由に患者さんに話させる．
- その間は黙っているか，相槌を打つか，共感的な言葉を発するか，先を促すかのみにとどめる．
- 最後に要約する．

ということになります．ここで技法的な点で注意することは，

- とにかく目を合わせること！（2章23参照）
- コンピュータの操作は患者さんの前では最低限にすること！（2章22参照）
- 血圧でも，診察でも，とにかく体に触れること！

ということでしょう．

> **まとめ**
> - open questionの極意は
>   - 2分間は自由に患者さんに話させ
>   - 最後に要約する
> - さらに注意することは
>   - とにかく目を合わせること！
>   - コンピュータの操作は患者さんの前では最低限にすること！
>   - 血圧でも，診察でも，とにかく体に触れること！

文献

1) Beckman, H. B. et al. : The effect of physician behavior on the collection of data. Ann Intern Med, 101（5）: 692-696, 1984
2) Langewitz, W. et al : Spontaneous talking time at start of consultation in outpatient clinic: cohort study. BMJ, 325 : 682-683, 2002
3) Roter, D. L. et al. : Physicians' interviewing styles and medical information obtained from patients. J Gen Intern Med, 2（5）: 325-329, 1987
4) Stiles, W. B. et al. : Dimensions of patient and physician roles in medical screening interviews. Soc Sci Med, 13A（3）: 335-341, 1979
5) Maguire, P. et al. : Helping health professionals involved in cancer care acquire key interviewing skills-the impact of workshops. Eur J Cancer, 32（9）: 1486-1489, 1996
6) Goldberg, D. et al. : Training Family Practice Residents to Recognize Psychiatric Disturbances. National Institute of Mental Health, Rockville, 1983
7) Silverman, J. et al. : Skills for communicating with patients. 2nd ed. Radcliffe, Oxford, 2005

1章　患者さんに満足してもらえる外来診療の流れ　11

実際の外来診療 ～情報収集
closed questions

episode

●外来診療エピソード **悪い例**

「体調どう？」
「最近元気が出ないです．食欲もないし，，」
「慢性肝炎だからねえ．しばらく様子見ておこう．お薬出しといたから．次の外来日には腹部エコーと採血ね．1カ月後．お大事に」

closed questionの重要性については多くの教科書でこれまで散々語られてきたことですし，ここでは多くは述べません．review of systemsの重要性は言うまでもありませんので，この機会に復習しておくことが大切です（review of systemsについてはコラムp.42参照）．

Point 17　closed questionにおける注意点

closed questionsにおける注意点を挙げるとすれば，

- キーパーソン
- 家族構成
- 自宅での状況
- ADL（activity of daily living，日常生活動作）

について意識的に情報収集する，ということでしょう．「自宅での状況」には，家の間取り，世話をする人，交通手段，などの項目があげられます．

まとめ

- closed questionsにおいては，特に注意して，キーパーソン，家族構成，自宅での状況，ADLについて確認する！

Column

review of systems

Bates[1]では，review of systems（ROS）を次のように意義づけています．
"In the review of systems you ask about common symptoms in each major body system, and thus **try to identify problems that the patient has not mentioned**"

ROSは患者が訴えない内容をこちらから聞き出してproblemsとして拾い上げていくためのツールで，closed questionの塊です．ROSにおいて聞くべき項目については，とにかく知らないと話になりません．いわば丸暗記です．

筆者の個人的な体験ですが，あるYale大学の関連病院におけるERではPA（physician assistant，医師補佐．アメリカ特有の職種で，history taking，physical examのみ行い，治療方針の決定と手技は1人ではできない）たちが3分間で機関銃のように話しまくって患者さんからROSを聞き出していたのが印象的でした．ROSを機関銃のように言えずおろおろしていた筆者に，先輩はあきれながら「とにかくROSだけは呪文のように覚えて，closed questionは3分以内に終わらせてくれ．おまえはPAでもインターンでもなくて一応フェローなんだから」と指導されたことを覚えています．

倦怠感	脱力感	易疲労性	発熱	盗汗	発汗	冷汗	発疹
出血斑	出血傾向	色素沈着	あざ	おでき	しみ		
頭痛	目のかすみ	複視	めまい	耳鳴	う歯	咽頭痛	
多飲	多尿	多食	寒がり	暑がり	頸部痛		
胸痛	呼吸苦	動悸	咳嗽	喀痰	乳房腫瘤	乳汁分泌	
嚥下困難	嚥下時痛	胸焼け	げっぷ	悪心嘔吐			
early satiety（空腹は感じるがすぐに満腹になる）					腹痛	便通異常	
体重減少							
排尿時痛	排尿困難	血尿	夜間頻尿	失禁	帯下	月経周期と量	
関節痛	関節腫脹	間欠跛行	こむら返り	レイノー	むくみ	皮膚潰瘍	

実際の使用法としては以下のように2通りあります．
- **from head to toe**（頭から足の先へ，の順に）
  some clinicians like to combine the ROS with PE
  例）"asking about the ears while looking at them"
- **orderless fashion**（あえてさまざまな質問を飛び飛びにする）
  例）Dizziness / Tinnitus / Bruise / CP / Cough / Vertigo / Headache / SOB / Urinary problems / Cold sweat / Hydrophoresis / Swelling / Fever / Fatigue / Lump / Pain....

文献
1）Bickley, L. S. : Bates' guide to physical examination and history taking. 8th ed. Lippincott Williams & Wilkins, Philadelphia, 2005

1章 患者さんに満足してもらえる外来診療の流れ ……………… 12

実際の外来診療 〜アセスメントとプラン
A&Pにおける患者さんとのコミュニケーション上の注意点（1）

● **外来診療エピソード 悪い例**

「先生，私，肝硬変なんですか？ 聞いてません」

Point 18 　診断，鑑別診断，検査計画，治療計画を患者さんと共有することが重要である！

　医師は患者さんの情報に対するニーズを一方的に誤って推測してしまうという傾向があるといわれます．これまで，患者さんとの情報共有という視点が，医師には不足していたのではないでしょうか．むしろ患者さんの方が医師に比べ情報共有の重要性を認識していると言われます[1-3]．しかも，患者さんは問題点が自身の考えているものと医師の考えているものとでずれがある場合，医師の説明をほとんど覚えていないという研究[4]もあるのです．

　また，重点のおき方の違いも問題で，医師の側が治療や薬剤情報について重きを置いている一方で，患者さんの側は診断，症状の原因や治療しないとどうなるのかという点を中心とした予後について知りたがっている，という研究[5]があります．

　さらに，医師の側は説明したと思っていても，実は患者さんの側が「はいはい」とうなずきつつほとんど説明を把握していない，という危惧もあります．患者さんは説明されたことの25〜50％しか記憶していない，という研究[6-8]もあるのです．

　では，診断，鑑別診断，検査計画，治療計画において，どのような点に注意すれば患者さんと情報の共有が可能になるのでしょうか？ 最も重要なのは医師患者関係の出発点である，患者さんの問題についての共有です．これは，診断名，あるいは問題点ということになります．これを処方箋やメモに，ふりがな付きで書き留めながら説明するのです．そのうえで以下の点を共有します．今一度，"PATIENT"を思い出してください．以下にもう一度，"PATIENT"をあげます．

P	・患者プロフィールの再確認. ・患者さんの考える問題点は何か. ・患者さんが考える原因や予後.
A	・日常生活への影響.
T	・いつまでに解決したいのか.
I	・患者さんのもっている疾患についての印象や情報.
E	・患者さんが期待すること（医師や治療に対して）. ・家族，親類，知人に関しての類似体験.
N	・疾患をめぐる不安. ・どういう気持ちがするか（感情）.
T	・患者さんが考える治療. ・問題に対して患者さんがとった行動，対応.

今あげたmnemonicsの項目を患者さんにきちんと確認することが重要です[8]．

これらのことを踏まえ，さらにいくつかの点を付け加えてまとめると，患者さんとの間で共有すべき情報は以下のようになります．

・病名をはっきり告げ，メモにはふり仮名付きで書く．
・患者さんにとってこの病気はどういうイメージなのか．
・同様の病気の家族や知人がいるか．
・日常生活上どのような点で影響が出そうかを聞き出してみる．
・考えられる原因をわかる範囲で説明する．
・今後の希望を確認する．
・治療法については，"もし治療しなかった場合どうなるのか"という点から話を始める，子供の結婚や前から予定していた重要な行事など，患者さんにとっての大切なスケジュールを確認する．

医師と患者さんの「共有」すべきものはほかにもあります．医師はもっと自信をもって外来診療に当たってもいいのではないか，ということです．わが国の医学生が行った以下のような研究[9]をあげておきます．

患者さんと医師合計2,800人に（回答率85％）行ったアンケートによると，医師の説明に「とても満足」，「満足」している患者さんは全体の約60％であったのに対し，医師で「患者さんはとても満足していると思う」，「満足していると思う」と答えたのは約50％でした．また，治療方針を決める際，患者

さんの約75%は「医師主体で」を希望し，「患者さん主体で」を望むのは約25%でした[9]．

Point 19　患者さんと共有する項目

最終的に共有すべき具体的な項目は以下があげられます．

- 診断名あるいは問題点．
- 考えられる原因．
- 患者さんにとっての問題に対するイメージ．
- 患者さんが解決しておきたい問題（複数ある問題を解決する優先順位をつける）．
- 治療をしない場合の予後を含めた治療法の説明と，治療についての患者さんの意見．
- 治療法に同意が得られた場合，どのくらいの時間をかけてそれらの解決をめざすのか．
- セカンドオピニオン．
- 以上を「処方箋」，「手帳へのコメント」などの形で記入か印刷して患者さんに渡し，共有する．

まとめ

A&P（assesment & plan，アセスメント&プラン）情報の共有法．
- 診断名の強調と反復伝達，さらにその診断に対する患者さんの印象を必ず確認．
- 治療法の列挙，しない場合の予後や問題点，さらには治療に必要な時間を述べたうえで患者さんの同意と確認．
- 必ず，「処方箋」，「メモ」として同じ文書を患者さんと共有し，保管せよ．

文献

1) Makoul, G. et al.：Health promotion in primary care：physician-patient communication and decision making about prescription medications. Soc Sci Med, 41（9）：1241-1254, 1995

2) Macintosh, A. et al.：Barriers to patient information provision in primary care: patients' and general practitioners' experiences and expectations of information for low back pain. Health Expect, 6（1）：19-29, 2003
3) Ogden, J. et al.：A questionnaire study of GPs' and patients' beliefs about the different components of patient centredness. Pat Educ Couns, 47：223-227, 2002
4) Tuckett, D. et al.：Meeting between Experts: an approach to sharing ideas in medical consultations. Tavostock, London, 1985
5) Kindelan, K. et al.：Concordance between patients' information preferences and general practitioners' perceptions. Psychol Health, 1：399-409, 1987
6) Bertakis, K. D. et al.：The communication of information from physician to patient：A method for increasing patient retention and satisfaction. J Fam Prac, 5：217-222, 1977
7) Godwin, Y.：Do they listen？ A review of information retained by patients following consent for reduction mammoplasty. Br J Plast Surg, 53：121-125, 2000
8) Ley, P. et al.：Communicating with patients. improving satisfaction and compliance. Croom Helm, London, 1988
9) 茂地智子, 他：ヒポクラテスの樹の下に～これからの理想の医師像を求めて～. 学術プログラム医学部学生企画, 第26回日本医学会総会, 2003

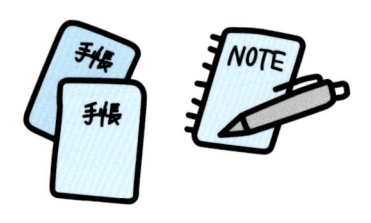

実際の外来診療 〜アセスメントとプラン
A&Pにおける患者さんとのコミュニケーション上の注意点（2）

episode
● 外来診療エピソード**悪い例**

「先生，私，肝硬変なんですか？ 聞いてません」

Point 19 どんな理論も，患者さんに理解されてはじめて意味をもつ！

これは重要な点です．患者さんが理解してはじめて医師の説明は意味をもつのです．さらに，キーパーソンをはじめ，患者さんを取り巻く鍵となる関係者の理解があってはじめて意味をもちます．そのためには常に，診断名，鑑別，方針，目標などについてメモしたり，「処方箋」にしたりして患者さんにくり返し教える地道な努力が必要となります．

Point 20 評価の間隔，節目節目での評価の重要性に留意せよ！

先程A&Pの共有のところ（1章12参照）でも出てきましたが，どのくらいの時間をかけてゴールを達成するのか，という点を患者さんと話し合っておくことは重要です．もちろん，その際に十分な結果が出なかった場合のことも含めて話しておく必要があります．これらの内容は必ず「メモ」や「処方箋」として患者さんに渡します．そして，必ず2〜3カ月に1度，そのメモや処方箋を取り出してこれまでの効果，実際の経過について話し合います．必要なら修正していきますし，達成期間が来たら必ずふり返って達成度を確認します．

具体的には，病院側でメモ帳を用意したり，あるいは血圧手帳やお薬手帳を利用してもよいでしょう．その余白に書き込むのです．上記のように「処方箋」として患者さんに渡すのも一考です．そうすることで，診断名や目標についてはその都度再確認できますし，いちいちメモに病院の住所，電話番号などをその都度書き込まなくても済みます．

まとめ

・どんな理論も，患者さんに理解されてはじめて意味をもつ！（メモの効用）
・目標の共有においては必ず達成までの時間を含めよ．
・評価間隔設定の重要性に留意せよ！

診療を終えるにあたって，およびフォローアップ
診療の終わり際での注意点

● 外来診療エピソード 悪い例

次の患者さんのカルテをめくりだす．ふと見るとまだ前の患者さんが扉の前に立っている．
「どうしたの？ まだなんかある？」ちょっといらだつ．

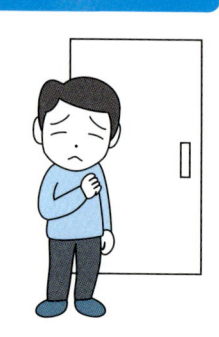

Point 21　最後の問題が最大の問題の場合がある！

最後に質問のチャンスを

最後の最後で新しい問題点が出てくる可能性は20％であること[1, 2]をあらかじめ覚悟してください．そして，そのような形で出てきた問題点は，実は患者さんの診察の真の理由のこともあるので注意が必要となります．

もともと，患者さんの抱える問題点は複数であることが多く，それは初診，再診を問わないという研究[3]があります．

また，患者さんの多くは医師に対して本当に相談したかったことを相談できなかったということを経験しているといいます．

以上の理由で，最後に今一度患者さんに質問のチャンスをあげる，ということが重要なのです．

最後，と思われる段階において「何か質問はありませんか」と問いかける，あるいは，患者さんが診察室から出るのに付き添って患者さんが切り出したくても切り出せないでいる「最後の質問」が出やすいようにするということです．

再来でも質問できると伝えておく

その一方，患者さんからの質問の多さが，面接に対する低い満足度の反映である場合と，医師の対応が患者さんにとって心地よく共感的な心情を反映している場合の2つが考えられるという研究[4, 5]もあります．

ここで注意することは再来での担保，つまり医師患者の双方で次回外来までにすべきことを明確にして外来を終了するということです．そこではすでに書いてきたコミュニケーション技法の使いこなしが鍵となります．特に「治療構造の恒常化」技法が有効です（Point 14参照）．

診療終了の例
「次回から，聞いておきたいこと，わからないこと，不安なことがあったら前もって書いてきてください」
「この点については，次の外来で詳しく相談しましょう」
あるいは
「何か大切なことをお話しになりたいようですね」
「わかりました．十分な時間は取れませんが今日は1～2分でその要点だけでも教えてくださいますか．次回診療時までにこちらでできることを考えておきますので，今日はそれでお許しください」

　open questionは2分以上は続きませんから，2分は患者さんに自由に話してもらいましょう（Point 16参照）．

まとめ
・最後の最後に患者さんから問題点が追加されることが20%はある．それを避けたりそれに立腹するのではなく，あるものとしてそれを出しやすくする．
・コミュニケーション技法を活用せよ！

文献
1） White, J. et al. : "Oh, by the way…". The closing moments of the medical visit. J Gen Intern Med, 9 : 24–28, 1994
2） White, J. C. et al. : Wrapping things up: A qualitative analysis of the closing moments of the medical visit. Pat Educ Couns, 30（2）: 155–165, 1997
3） Marvel, M. K. et al. : Soliciting the Patient's Agenda: Have We Improved?. JAMA, 281 : 283–287, 1999
4） Ishikawa, H. et al. : Physician-patient communication and patient satisfaction in Japanese cancer consultations. Soc Sci Med, 55（2）: 301–311, 2002
5） Ishikawa, H. et al. : The interaction between physician and patient communication behaviors in Japanese cancer consultations and the influence of personal and consultation characteristics. Pat Educ Couns, 46 : 277–285, 2002

診療を終えるにあたって，およびフォローアップ
復習とフォローアップの勧め

●外来診療エピソード 悪い例

「，，，また今度の外来で詳しく話しましょう．次回の外来までにやる検査の結果も踏まえて，今後のことを相談しましょうね．はい，いいですよ」

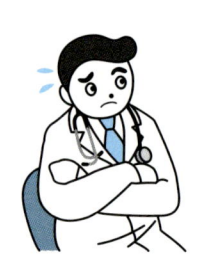

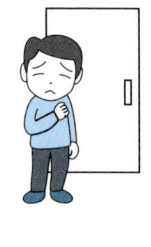

◼ 次回外来までの間隔に正解はない

フォローアップ間隔はどれくらいが適切なのか，という問いに対してベストの回答はないと思います．勤務先や診療内容によっても異なる可能性があります．

◼ 電話連絡によるフォローアップとバックアップ

3～6カ月のフォローも可能

米国では大体3カ月ごとの外来通院が一般的です．安定期の患者さんに対してはさらにフォロー間隔は延長され，6カ月のrefill（DO処方）が認められます．高血圧のコントロールは3カ月と6カ月のフォローで患者さん満足度も実際の血圧コントロール状況も差がない（対象は登録前3カ月以上にわたりコントロールが得られている患者さん），あるいは，慢性疾患や生活習慣病患者さんの外来フォローでは，十分な教育的処置を行えば6カ月かそれ以上の間隔のフォローでも関心とコントロールを持続することができる，などの研究[1-3]があります．

専門クリニックやRNクリニックによるバックアップ

しかし，上記のような米国での外来診療で注意すべきは補完システムの存在です．1つは専門クリニック（たとえば消化器科，循環器科など）と一般医としての総合内科クリニックのある意味補完的な関係であり，1つはRN（registered nurse，特に専門看護師）のクリニックの存在です．たとえば，

慢性C型肝炎患者さんでインターフェロンでの治療を始めた方のフォローは，もちろん医師も行いますが，副作用や定期的な血液検査のフォローアップは専門看護師が中心的存在となります．さらには，医師と患者さんの間で気軽に電話で連絡を取り合えるような体制にあります．医師はオフィスのあるいは業務用携帯電話番号を教え，その都度電話でアドバイスをし，適宜電話でさまざまな提案・助言を行います．

復習の実際

　診療録は年間（yearly base）のものと各外来診療時の詳細のものに分け，yearly base noteに復習した結果を書き込むようにします．さらにbasic informationには，その都度"PATIENT"に従って収集した患者さん情報（目標，希望，悩みなど）を書き込むとよいでしょう（Point 12参照）．

まとめ

・復習では日常的（daily）な診療録から年間の（yearly）診療録へのまとめなおしと基本情報の充実に努める．
・電話を用いたフォローアップを組合わせて，フォロー間隔と外来患者数とのバランスを保つように留意せよ．

文献

1）Connelly, S. et al.：Appropriateness of discharge and time to return visit in a cardiology clinic. Abstr Acad Health Serv Res Health Policy Meet, 18：18, 2001
2）Mitchell, C.：The return visit. J Gen Intern Med, 22（4）：553, 2007
3）Birtwhistle, R. V. et al.：Randomised equivalence trial comparing three month and six month follow up of patients with hypertension by family practitioners. BMJ, 328：204, 2004

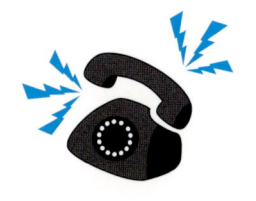

1章　患者さんに満足してもらえる外来診療の流れ　　　　　16

おわりに
外来診療「よい例」

以上，外来診療の流れをコミュニケーションの観点から見直してきました．

・目的である「的確に患者さんの状態を把握し，問題点を抽出し順位付けし，目標を設定し，共有し，目標達成のために患者さんとともに歩む」ことを理解し，
・外来診療の流れを把握し，
・各フェーズでの問題点と対応を学び，

終えた今，はじめにあげた「悪い例」としての外来診療を「よい例」に立て直して，本章を終わろうと思います．

●理想の外来診療エピソード

①実際の外来がはじまるまで

・予習の重要性（1）〜診療時間感覚をもって予習する（1章2）

今日は火曜日で外来日．月曜日には週間予定をプレビューしている．重症患者さんの把握は十分だし，今週の検査予定や病状説明の日程，化学療法の開始日，それに当直などといった業務が外来日に重ならないように調整済みである．

前日の段階で今日の外来患者さんが午前中で44人ということは把握済みであった．大体9：00〜12：00までの6コマで各コマ平均7人の診察，平均でいくと4分程度が1人あたりでかけられる時間となる．14：00までの時間を全部使うと平均7分弱，新患1人あたり15分として，新患が4人以上入ってくると14：00までの時間を全部使っても5.5分程度にしかならない．大変だが，とりあえず敵を知ること，つまり今日の時間配分は大体頭に入れた．

病棟回診は6：00から開始してざっと7：30までに終えた．早めに外来に出向く．

②予習各論
・予習の重要性（2）～具体的な予習項目（1章3）

　1番目の予定患者さんは上腹部不快感で5日前に上部内視鏡を施行した方だったが，月曜日の段階で生検結果を病理検査室に確認すると，免疫染色が必要とのことで火曜日までには生検結果は出ないとのことだったため，すぐに患者さんの自宅に電話してその旨説明，外来を了承のうえ翌週に変更した．

　次の方は，以前からフォローしている慢性C型肝炎の患者さんである．診療録をあらかじめチェックすると，1週間前の血液検査で凝固がやや延長，血小板も低下してきているため，肝硬変への進行の兆候はかなり確率が高い．腎機能もやや悪化している．そのため，腹部超音波，腫瘍マーカーのオーダー，腎臓内科へのコンサルト依頼を下書きしておいた．また，内視鏡検査の結果，食道静脈瘤（の悪化）が認められたため，治療担当の消化器専門医に相談すると，「食道静脈瘤の静脈瘤治療をした方がいい」という意見であった．そこで，治療可能日を相談しておいた．

③実際の外来診療 ～情報収集
・診療中の時間感覚，患者さんとの位置関係，カルテの書き方（1章4）
・患者さんを迎えに行こう（1章5）
・自己紹介，名前の確認，挨拶（1章6）

　扉を開けて廊下に迎えに行く．「山田太郎さん，おはようございます．中へどうぞ」外来診察室まで案内する．その間歩き方や表情も確認する．やや歩き方に元気がない．いつもより疲労が強い印象を得た．「えーっと山田さん，具合どうですか？」

③実際の外来診療 ～情報収集
・コミュニケーション法の実例（1章8）
・相槌の打ち方，話のつなぎ方（1章9）

　診察台に案内し，腰掛けてもらう．
「少し足がむくんできた気がします」
しばらく患者さんの様子を伺う．患者さん，どうも「今日は話を聞いてほしい」と考えているように思える．
「何か大切なことをお話しになりたいようですね」

「ええ」
「わかりました．十分な時間は取れませんが，今日は1~2分でその要点だけでも教えてくださいますか．次回診療時までにこちらでできることを考えておきます．診察とは別に少しずつこういうお話をしていきましょう」

③実際の外来診療 ～情報収集
・患者さんを主体とした問診法"PATIENT"（1章7）

　PATIENTノートを確認すると，患者さんは肝硬変について，非代償期に静脈瘤，腹水，肝腫瘍，肝性脳症などへの注意が必要であることなどを十分理解し，定期フォローでのこれらの早期発見の重要性の理解や，疾患に対する受け入れについてもできている．医師に対しては，「悪いことでもはっきりとまず自分に言ってほしい」，という希望がある方で，不安としては，「自分よりADLの悪い妻の介護に支障が出ることが心配」との発言であった．中学生の孫が東京に住んでいて，彼と一緒に正月のサッカーの試合（天皇杯）を観に行くのをとても楽しみにしていた．

③実際の外来診療 ～情報収集
・コミュニケーション法の実例（1章8）
・相槌の打ち方，話のつなぎ方（1章9）

「最近元気が出ないです．食欲もないし，，」
「元気が出ないし食欲もないのですね．それはつらいですね．奥様の介護にもきつさが増しているのでしょうね」
「ええ，でもこれは私のこれまでの彼女への恩返しですから」
「血液検査では肝臓が硬くなってきている，つまり肝硬変が進んでいる可能性があると出ているんです．また，腎機能もやや悪化がみられます．これは利尿剤のせいかもしれないですが，かんじんかなめ，といって腎臓が痛むことは肝臓自身にとってもよくないので，腎臓の専門家にも一度診てもらいましょうね」．
　以上をメモに肝硬変，静脈瘤，とふり仮名をふりながら説明する．さらに説明を続けた．
「この前やってもらった内視鏡検査，ご苦労様でした．実は今お話した食道静脈瘤が山田さんにもできていて，破裂の危険があるみたいな

んです．内視鏡で治療した方がいいとのことです」
「やはりそうですか．慢性肝炎としてここにお世話になった当初から，肝硬変のリスク，その合併症，それぞれの治療法などについて教えてもらっていたので，覚悟はできていました．ぜひ治療をしてほしい．今度の天皇杯も観に行きたいしね．それまでに退院できそうですか」

④実際の外来診療 〜アセスメントとプラン
　・共有におけるコミュニケーション上の注意点（1章12，1章13）

「覚悟はできているといっても，静脈瘤が目立っているということにはさぞびっくりなさったことでしょう．不安なお気持ち，お察しします．今，天皇杯までに退院できる方向での静脈瘤治療の予定についてここで相談してもよろしいですか？」

　食道静脈瘤の破裂リスク，治療の際の予防的抗菌薬の必要性や入院日数，今後服用を開始する内服薬，それに内視鏡的治療をしない場合のリスクについて，患者さんの希望や理解を確認しつつ必要箇所はメモに書きながら説明した．患者さんの日常生活上の不安についても確認した．

　治療予定日をいくつかの候補の中から2週間後とし，診断名，治療予定，入院予定日，どういう兆候があったらすぐ連絡か救急室受診が必要なのかなどを患者さんのメモに記入した．これは，カーボン紙を挟んでカルテにもそのまま写した．

⑤診療を終えるにあたって，およびフォローアップ
　・診療の終わり際での注意点（1章14）
　・復習とフォローアップの勧め（1章15）

「静脈瘤を小さくする内服薬，インデラルというのですが，これをお出ししておきましょう．このお薬の服用により起こりうる副作用は次の通りです（副作用の説明は省略）．黒い下痢をしたらすぐに連絡するか救急室にお出でください．何かご質問はありますか．何か言い忘れたことはありませんか」
「大丈夫です」

2章 反面教師！？ 患者さんからのクレームと対策　言葉……1

「この治療しないと失明しちゃうよ！」
と冷たく言い放たれた

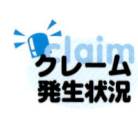

クレーム発生状況

糖尿病の既往のある患者さん．眼科検診にてたまたま網膜出血が見つかる．患者さんにとっては失明の危険もあるため，研修医が理想的であろうと思うレーザー治療を勧めるが断固として拒否．研修医は患者さんに「この治療しないと失明しちゃうよ！」と少し怒った口調で大きな声で言った．

ここがいけない！

- 最良の治療（ここではレーザー治療）を勧めているが拒否をされ感情的になっています．
- 正義感か，内心「何でわかってくれないのか」と考えているか，医学的に理想の治療は必ずしも患者さんの考える理想の治療とはならないことを理解しましょう．
- 自分の診療に少し自信をもってきた研修医にときどきみられるので注意をしてください．

どうしたら良いのか？

● ゆっくりと説明し理解を得る

高齢者，特に慢性疾患患者さんでは特に注意が必要で，ゆっくりと説明し理解を得ていくことも大切です．拒否する理由を聞き出し，心配や患者さんの思い込み，誤解を解決することで受け入れていただけることもあります．

● 根気よく時間をかける

しかし，ゆっくりと説明を行った後でさえ，治療・検査を拒否される患者さんもおられます．そのときは緊急性にもよりますが，可能なら「また次回お聞きしますね」など根気よく時間をかけて説得することも必要です．

● ご家族に説得していただく

また，ご家族にその必要性を理解していただき，患者さんを説得していただく方法もあります．

2章　反面教師！？ 患者さんからのクレームと対策　言葉　2

「おばさん」と呼び止められた

クレーム発生状況

高血圧で外来フォロー中の50歳女性．本日は主治医不在のため研修医が定期診察．診察・処方を終え，患者さんが部屋の外に出る前に，研修医は次回の外来の予約日を言い忘れたのに気づき，「おばさん，次回外来は来月の2日朝9時ですよ」と言った．

ここがいけない！

- 「おばさん」となれなれしく声をかけています．

どうしたら良いのか？

● 相手を尊重し姓名で呼びかける

　病棟で患者さんのケアに少しなれてくると「お婆ちゃん」，「お爺ちゃん」などという言葉がときどき聞かれます．親しくなってからだと，かえって好感をもたれることもありますが，通常は相手を尊重しきちんと姓名で呼びかけるべきです．特に高齢者へはそれまで長く生きてこられた敬意を表し，決して失礼のないように診察を行うようにしましょう．

　今回のケースのように，年下の医師に「おばさん」，「おじさん」などと言われ不快に思う患者さんもおられます．必ず「○○さん，あるいは○○さま」と，患者さんの名前で呼び，見下したような言葉遣いでなく，常識的な敬語を使って医療面接を行うようにしましょう．

　"患者さんを見下すような言動は避け，患者さんが医師を信頼して診察を受けられるような言葉遣いをする"

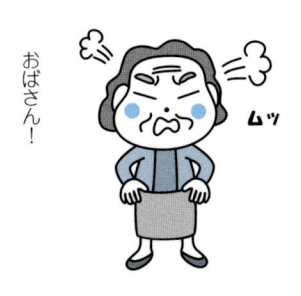

2章　反面教師！？ 患者さんからのクレームと対策　言葉　3

骨髄穿刺で針を刺しながら「太っているから難しい」と言った

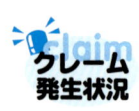

クレーム発生状況

白血球減少と貧血を認める50歳肥満女性．医師が骨髄穿刺の説明を行っている．その中で患者さんの体格を考え「太っているから針を入れるのが難しく時間がかかるかもしれません」と言った．

ここがいけない！

- 「太っているから～」と患者さんを傷つける言葉を使用しています．

どうしたら良いのか

● 患者さんを傷つける言葉を使わない

確かに脂肪が厚く手技が難しい場合もあります．しかし，絶対に患者さんを傷つけるような言葉を使用してはいけません．

● 改善例

例えば，「取りたい骨にしっかり針が届かず時間がかかるかもしれませんが，ご気分が悪くなったらすぐに教えてくださいね」などとお話することもできます．

Column　手技の際に求められるコミュニケーション[1]

静脈ライン確保，採血がなかなか成功せず焦ったことのある研修医もいるでしょう．患者さんは実験台ではないので，以下のような最低限のマナーは守りましょう．

1. 静脈ライン確保の必要性とどのような手技を行うかについて簡単でいいので説明を行い，不安を少しでも取りのぞいてあげましょう．
2. どのような手技でも行う前にシミュレーションをして，熟練者にコツや失敗談があれば聞いておくようにしましょう．
3. 血管を真剣に探し，丁寧に心をこめて手技を遂行しましょう．
4. 失敗した場合は言い訳はせず謝罪し（けっして静脈が悪いなどと患者さんのせいにしないこと！！），また，患者さんに「痛かったですね，申し訳ございません」と配慮しましょう．
5. 患者さんの苦痛を最小限にするために，2～3回で熟練者（看護師にお願いすることもあります）と交代を考慮しましょう．また，疼痛緩和目的でリドカイン貼付剤の使用を考慮することもあります．

文献

1) 早野恵子：信頼される医師になるためのマナーの常識・非常識　患者さんに対するマナー2　医療人としてのマナー．研修医通信，11：10-11, 2006

2章 反面教師！？ 患者さんからのクレームと対策　言葉……4

「痛い」と言ったら「これ以上うまくやれないよ．鎮静薬をやるといいよ」と言われた

クレーム発生状況

ある検査．患者さんは痛いのを我慢して検査台のカバーをぐっと握りしめて目を閉じていたところ，「眼を開けて！」と医師から何度も言われ「痛い！」と思わず何回も声を出してしまった．「これ以上うまくやれないよ」との声．患者さんとしては本当に痛いときだけ「痛い」と言ったのに医師から「パニックになっているからだよ，次は鎮静薬をやるといいよ」との言葉．

ここがいけない！

- 「痛み」という患者さんの苦しみに対する配慮が不足しています．

どうしたら良いのか？

●"痛み"＝"苦しみ"を最小限に

　上記例以外にも急性虫垂炎を疑う腹痛患者さんなど教育的な症例であるときに，数人の研修医，指導医が痛い診察を何度も何度もくり返すことがときどきみられます．どんなときでも患者さんの"痛み"＝"苦しみ"に対して十分な配慮が必要で，痛みは最小限にしてあげるべきです．

●事前と途中に声をかける

　2章5の患者さんのように医師に言いづらく痛みを我慢している患者さんも多くおられるため，痛みが発生する可能性がある診察，検査，治療では前もって「痛みがある場合にはいつでもおっしゃってください」と伝え，手技の間も顔色をみながら「痛みはないですか？」と声を定期的にかけることも忘れないようにしたいです．

2章 反面教師!? 患者さんからのクレームと対策　言葉　5

「胃カメラ苦手なので」と言ったら「そんなこと言われてもね」と言われた

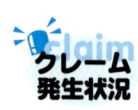

クレーム発生状況

2年前の上部消化管内視鏡検査にて苦しい思いをしている50歳女性．今回2度目の内視鏡検査にてクレーム発生．

患者さん曰く，「『胃カメラ苦手なのでよろしくお願いします』と言ったら，『そんなこと言われてもね』と言われ，はじまったら『力抜いてくれない？ 検査ができないんだけど』と言われた．こんな態度でいいのでしょうか」

ここがいけない！

- 「胃カメラ苦手なのでよろしくお願いします」と患者さんが不安・心配を表現しているにもかかわらず患者さんの気持ちに配慮せず「そんなこと言われてもね」と言っている．
- その後，検査中も心配に対する配慮もしていない．

どうしたら良いのか？

●不安・心配を具体的に聞く

「2年前は苦しかったですか？」など，患者さんの心配を具体的に聞き出すようにしましょう．

●検査前・検査中に声をかける

少しでも不安を軽減するために「大丈夫ですよ，できるだけ苦しくないようにやりますからね．もし苦しかったらすぐにおっしゃってください」と検査前にお話し，検査中も「いかがですか？」，「苦しくないですか？」などとときどき声をかけることも忘れないようにしましょう．

2章 反面教師！？ 患者さんからのクレームと対策　言葉　6

他の病院でよくならず受診したのに「どこの病院でも一緒だ」と言われた

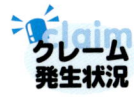

クレーム発生状況

40歳女性，1カ月前からの37℃台の微熱を主訴に来院．経過中総合病院に通院していたが原因わからず．研修医が診察中に患者さんが「原因わかりますかね？」と尋ねると研修医は「どこの病院でも一緒ですけどね」と言った．
患者さん曰く，「他の病院に1カ月かかりよくならなかったので受診したのに，『どこの病院でも一緒だ』と言われてあきれてしまいました．藁をもつかむ思いで来たのに」

ここがいけない！

- 「どこの病院でも一緒だ」と言い，患者さんの期待，よくなりたいという気持ちに配慮していない．
- また，「調べても原因は恐らくわからないよ」と暗示しており，はじめからさじを投げて患者さんに不安を与えている．

どうしたら良いのか？

● 共感を示し，誠意ある対応を

「1カ月間苦しかったですね」など，患者さんの苦しみへの共感を示し，「もう一度こちらでもよくなるように調べていきましょう」と一緒にかんばろうといった気持ちを伝えるようにしましょう（1章8 Point 13参照）．誠意ある対応が必要です．

"患者さん，ご家族に対する誠意ある対応をしましょう"

Column

患者さんから届いた喜びの声1

"○○先生の笑顔を拝見すると幸せを感じ元気が出て，まだ生きて頑張ろうと思うのです．帰りの車中では元気ルンルンです"
当直明けでいくら疲れていようとも，サービス業であることを忘れずに"営業スマイル"を忘れないようにしよう．

"診察室に入ったら「内科の○○です」と名前を言ってくれてとても優しい方だと思いました"
社会人として挨拶は常識．自己紹介も挨拶の一部ですよ．

2章 反面教師！？患者さんからのクレームと対策　言葉　7

遠くから来たのに「近くの病院があるんじゃないですか？」と言われた

クレーム発生状況

遠方より車で3時間かけて外来初診．上気道炎の症状ということで研修医が対応．診療を終え患者さんに「かぜですね，何もここまで来なくても，近くの病院があるんじゃないですか？」と言った．

ここがいけない！

- その病院に期待をして来院されているのに「何もここまで来なくても」と患者さんの気持ちに配慮していない．

どうしたら良いのか

● **遠方まで来院した理由があるはず**

大学病院，地域医療支援病院など遠方から来られる患者さんも多いでしょう．近医ではなく遠方の病院を受診した何らかの理由があるはずです．「近くの先生にも診てもらいました？」などと遠方まで来院された理由も聞き出すとよいでしょう．

● **むしろ感謝の気持ちを**

また，「遠くまできていただきありがとうございます」といった言葉や気持ちを忘れないようにしたいです．

Column　患者さんから届いた喜びの声2

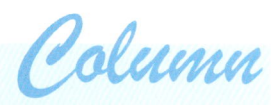

"時間変更したが気持ちよく返事をいただいた．とても丁寧で治療もよかった"
患者さんの要望にできる限り沿うように配慮しよう．

"いつも優しい先生に感謝します．笑顔で質問に親切にお答えいただき時間をかけて通院したことがよかった．「先生」ということだけではなく，人として人と対応する「心」，「気持ち」がとってもある方だな，と自分も人として勉強になりました"
いつも誠意ある対応をするようにしましょう．

2章 反面教師！？ 患者さんからのクレームと対策　言葉　8

「検査は記録して残すだけだから，終わっていなくてもいいよ」と言われた

クレーム発生状況

定期外来にて採血検査を実施．外来が非常に混雑しており，すべての結果が出る前に診察を終えクレーム発生．
患者さん曰く，「検査結果が判明していないうちに診察がはじまり，検査が終了していないことを告げると『あ，そうですか．検査は記録して残すだけですからいいですよ』と言われ，検査終了後は再診察をしないで終了しました．化学的な検査結果をみなくても診察はできるかもしれませんが，患者としては不安です」

ここがいけない！

- すべての検査はそれを行う理由があり行っているにもかかわらず，「検査は記録して残すだけですからいいですよ」と言って検査をした根拠を説明していません．
- また，検査を行ってから結果を聞くまでの患者さんの不安に配慮していません．患者さんは自分の受けた検査の結果をできる限り早く知りたいものです．

どうしたら良いのか？

● 検査理由を伝える

「○○というお薬を飲んでいるので，副作用が出ていないか血液検査を行いましたが〜」と簡単でもいいので，必ず検査を行った理由を述べるようにしましょう．

● 結果を迅速に伝える

また，検査の結果が出るまで時間が長くかかる場合，「検査に時間がかかりますので，夕方お電話でお知らせしますがいかがでしょうか？」や数日かかる場合などは，「来週結果がわかりますので，少し早いですが来週もう一度来ていただけませんか？」など，患者さんに結果をできるだけ早く伝えるようにしましょう（1章6参照）．
すべての検査結果が揃っていなくてもわかっている結果だけでも患者さんに伝え，診療の進行状況を適宜説明しておくと患者さんは安心します．
　"診療・処置・検査などは迅速かつ的確に行い，それぞれの理由，その結果を患者さんによく説明する"

2章　反面教師！？患者さんからのクレームと対策　言葉　9

「心配なら抗不安薬でも出しましょうか」と言われた

クレーム発生状況

かぜの流行しているシーズン．30歳女性．微熱，鼻水，咽頭痛，軽い咳で来院．4歳の子供も同様の症状ありウイルス性感冒の診断．
患者さん曰く，「体がつらくてかぜということで診てもらったのに，『ちょっとウイルスに感染しているだけじゃないですか？』の一言で，『別に異常じゃないので何もしなくていいですよ．心配なら他の先生に診てもらってもいいし，抗不安薬でも出しましょうか』と言われた」

ここがいけない！

- 患者さんは"肺炎かもしれない"など心配しているかもしれません．「別に異常じゃないので何もしなくていいですよ」というのは患者さんの不安に対する返答に全くなっていません．
- さらに「抗不安薬でも出しましょうか」とはあまりにも短絡的な返答で患者さんの不安を増強しています．

どうしたら良いのか

●不安をとりのぞくための説明を

"熱＝抗菌薬"と考え，薬を処方されないと不安に思う患者さんもおられます．まずは感冒の説明と治療には抗菌薬は特に必要ないという説明が必要です．

例えば「かぜをひいてしまわれたようですね．かぜの原因のほとんどがウイルス感染で起き，普通のばい菌と違って抗生物質が効きません．薬が効かないからといっても治らないわけではなくて，ご自分の抵抗力でしっかりウイルスを倒すことができます．ただ数日，体がウイルスと戦っている間は，鼻水，微熱，痛みなど出るので，かぜ薬を処方しますので飲んでください．少し楽になると思います．脱水にならないよう水分，お食事はできるだけ摂ってください．もしお食事が摂れなかったり，38℃以上の発熱が数日続くようなら点滴が必要になることもあるのですぐに来院してくださいね」などと言って，最後に「何か心配なことはありませんか？」と必ずお聞きすれば疑問にも答えられるでしょう（1章14 Point 21参照）．

2章 反面教師！？ 患者さんからのクレームと対策　言葉　10

腰が痛いのに「寝ていれば治る」と言われた

クレーム発生状況

腰痛で1年以上苦しんでいる60歳男性．総合病院にてフォローしている．今日は主治医が不在で研修医が臨時診察しクレーム発生．
患者さん曰く，「腰が痛いのでX線を撮ったが異常がなかった．『寝ていれば治る』と言われた．1年も苦しめられている．寝て治るなら医者はいらない」

ここがいけない！

- まずは医学知識不足です．腰痛は通常その50％が治療なしに1週間以内に軽快し，約90％が治療なしに6～12週以内に軽快するといわれています．しかし，長期に持続する腰痛はそれだけで詳細な病歴，MRIを含めた画像診断など原因検索が必要となるのです．
- さらに，「寝ていれば治る」という言葉は患者さんの不安・心配に配慮していません．

どうしたら良いのか？

● 確かな医学知識を

腰痛の勉強をする．わからなければ曖昧な返事はせず「次回の外来でお調べしてご説明いたします」と正直に伝えましょう．

● 言い方を考えましょう

また，「安静にしていれば軽快する」という意味で「寝ていれば治る」と言ったのであろうが，もし安静が必要な病態であったにせよ，言い方が悪いです．安静が必要なら「筋肉がつったようになっていますので，少し休ませてあげることも必要です」など，その前置きの言葉が必要です．

● 苦しみに共感を

また，「1年も苦しんでいらっしゃるのですか，何とかよくしていきたいですね」と共感も必要です（1章8 Point 13参照）．

2章 反面教師!? 患者さんからのクレームと対策　言葉　11

薬の説明をしてください

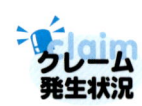

クレーム発生状況

外来は連休明けで混雑している．30歳男性，上気道症状にて外来初診．「風邪薬出しとくから」と一言伝え，解熱鎮痛薬と鎮咳薬を処方．

ここがいけない！

・薬を処方するだけで，十分な説明がありません．

どうしたら良いのか？

● 忙しくとも，効果，副作用は説明する

　　上記のような状況は忙しい外来で発生するかもしれません．最低限処方する薬の効果，副作用など簡単な説明は必要です．新しい処方ではなおさらです．「発熱時，のどや節々が痛いときに飲む○○を，咳止めとして○○を処方しておきます．服用後，副作用など何か気になる症状が出たら，すぐにご連絡ください」と最低限の説明はしましょう．

● 最後に確認の一言を

　　最後に「ほかに何か心配はございますか？」と確認するようにしましょう（1章14 Point 21参照）．

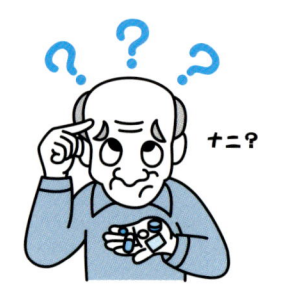

2章 反面教師！？患者さんからのクレームと対策　言葉　12

「痛いって言ったんでやってません」と上級医に報告していた

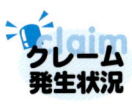

クレーム発生状況

50歳男性，右手首の腫脹・発赤にて外来を受診した．細菌性関節炎を疑い関節穿刺を一度試みるも失敗．指導医との回診に上記クレーム発生．
患者さん曰く，「痛かったので処置ができず，上級医に『痛いって言ったんでやってません』と報告していたが，『痛みを訴えられたので行っておりません』じゃないですか」

ここがいけない！

・患者さんへの敬語を使用していません．

どうしたら良いのか？

● 患者さんへの敬意を忘れずに

「(患者さんが)痛いって言ったんで」は「痛みを訴えられたので」，「やっていません」は「行っておりません」と患者さんを敬う敬語が必要です．
　この場合，最後に「先生にご相談してからと思っておりました」と加えてもよいでしょう．ある調査にて患者さんが研修医に求める安心できる対応として"指導医と相談する"があるからです．
　いったん口から出た言葉は元に戻りません．相手の立場を思いやり，適切な言葉を慎重に選ぶことが必要です．過度の丁寧さや馴れ馴れしさ（不作法）に注意し，敬語の使用が原則です．

● ご家族などへの配慮も

　患者さんだけでなく，ご家族やお見舞いの方も話を聞いており，会話中の周囲への配慮も大切になります．

Column

正しい言葉遣いの基本[1]

① 姿勢は正しく．「目は口ほどにものを言う」．いくら丁寧な言葉で話しても心がこもってないと目の様子でわかる．
② 目的は2つ．
　1. 自分の考えや用件を相手に伝え理解してもらうこと．
　2. 話を通じて相手に好意をもってもらい，よい人間関係をつくること．

③ わかりやすい言葉で話す：外国語，専門用語は避け，誰が聞いてもわかる言葉で話す．
④ 明るく爽やかに誠意をもって話す．
⑤ 相手の気持ちを傷つけない：一方的な話し方をしない．
⑥ 流行語はなるべく避けて話す：流行語がいつも正しいとは限らない．
⑦ 丁寧な言葉で話す：「あなたに少し聞きたいことがあります」ではなく，「あなたにお尋ねしたいことがあります」という．
⑧ 敬語を正しく使う：敬語の種類と使い方．
　1. 尊敬語：他に対して直接敬意を表す言い方．
　　例）どうぞお召し上がりくださいませ（食べて）
　2. 謙譲語：自分がへりくだることによって他に対して間接的に敬意を表す言い方．
　　例）病棟までご案内いたします（案内します）
　3. 丁寧語：話し相手に対して言葉遣いを丁寧にする言い方．
　　例）どちらへお持ちすればよろしいですか（どこへ・よいですか）
⑨ 敬語は挨拶からはじまる．
　1. 職場で使う基本用語
　　a）おはようございます　　　g）ありがとうございます（ました）
　　b）お待たせいたしました　　h）申し訳ございません（でした）
　　c）恐れ入りますが　　　　　i）お願いいたします
　　d）どうぞ　　　　　　　　　j）お気をつけてください
　　e）かしこまりました　　　　k）お大事になさってください
　　f）失礼いたします（ました）
　2. 言葉遣いの具体例
　　　　＜悪い例＞　　　　　＜良い例＞
　　a）誰ですか　　　　→ どなた（どちら）様でしょうか
　　b）何ですか　　　　→ どのようなご用件でしょうか
　　c）そうです　　　　→ さようでございます
　　d）すいません　　　→ 申し訳ございません
　　e）ちょっと　　　　→ 少々，少し，しばらく
　　f）あっち，こっち　→ あちら，こちら
　　g）待ってください　→ お待ちください
　　h）わかりました　　→ 承知いたしました
　　i）すぐきます　　　→ すぐにまいります
　　j）すぐ行きます　　→ すぐにまいります
　　k）すぐ呼びます　　→ すぐにお呼びいたします
　　l）言っておきます　→ 申し伝えます
　　m）電話してください → お電話をお願いいたします
　　n）知りません　　　→ 存じません
　　o）できません　　　→ いたしかねます
　　p）〜と言います　　→ 〜と申します

文献
1）亀田メディカルセンター：「接遇のてびき」．

2章 反面教師！？患者さんからのクレームと対策 言葉 ……… 13

聞きにくい声で名前を呼ばれる

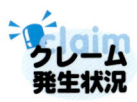

クレーム発生状況
70歳の難聴のある男性，定期外来にて主治医不在のため臨時に研修医が担当しクレーム発生．
患者さん曰く，「年寄りは耳が遠く高音で早口だと聞き取れないことが多いので，低音でゆっくりと呼び出していただきたい」

ここがいけない！
・難聴の患者さんに対する配慮不足です．

どうしたら良いのか？

● ゆっくり，はっきり，少し低音で
　老人性難聴では高音領域が特に聞きにくいため，ゆっくりとはっきりとした，少し低音の声で，患者さんに声をかけるようにしましょう．

● カルテにもメモを
　難聴がある場合，他の医師が臨時で診察したときにわかるよう，カルテの一番上に"難聴あり"と記載しておくと注意して診察を行うことができます（4章6を参照）．

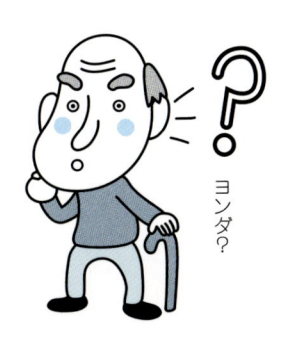

ヨンダ？

2章 反面教師!? 患者さんからのクレームと対策　言葉　14

毎回呼び出しで名前を間違われる

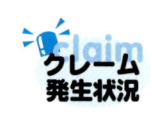

クレーム発生状況

通常の読みをしない名前であり，患者さんの呼び出しのとき，毎回間違ってしまう．

ここがいけない!

- 患者さんへの配慮不足です．名前を呼ぶときは患者さんを1人1人尊重するという意味でも最深の注意を払うべきです．

どうしたら良いのか?

2つのポイントがあります．

●病院のシステムによって防ぐ

まず病院のシステムとして，間違いやすい名前をもつ患者さんのカルテには名前にふりがなをふるようにすることで間違いを防ぐことができます．

●医師個人の認識を改める

もう1つは名前を間違えることは，患者さんに非常に失礼にあたるということを医師が認識し最大限の注意を払うことです．

●診察前にお詫びする

誤って間違ってしまった場合には，診察前に低姿勢で謝罪するようにしましょう．「よく間違われるんですよ」と笑顔で言っていても内心怒っておられるかもしれませんよ．

"患者さんの名前を間違わない!"

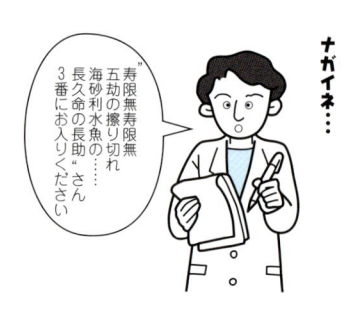

> "寿限無寿限無 五劫の擦り切れ 海砂利水魚の…… 長久命の長助"さん 3番にお入りください

ナガイネ…

2章 反面教師！？ 患者さんからのクレームと対策　態度・身だしなみ … 15

ムッとした顔の医師が多い

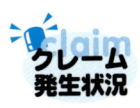

クレーム発生状況
混雑した外来，今日は当直明け高血圧の定期外来．早く診療を終わらせようとして，クレーム発生．
患者さん曰く，「以前は『お大事に』と笑顔で対応してくださった先生が多かったが，最近はムッとした顔の方が多いです．病気で気分が落ち込んでるのにさらにダウンした気分でした．」

ここがいけない！
・当直明けに疲れた身体で，混雑した外来をさばくのに必死になり，笑顔がなくなっています．

どうしたら良いのか？

● 患者さんを元気づけるスマイル

　診療はサービス業という側面もあることはみなさま実感しておられるでしょう．"営業スマイル"は，患者さんを生き返らせるのです．忘れないでください．「先生の笑顔で元気づけられました」，「笑顔を見るために外来にきている」という言葉をかけられたことがあります．
　"当直あけの外来でも営業スマイル忘れずに"

Column　どうせ診るなら気持ちよく

ケース1：午前中の外来受付時間は12時まで．午前中だけで新患を含め40人の患者さんの予約が入っていました．12時3分になって看護師に「先生，12時前に来院されていたそうですが，もう1人新患を診ていただけませんか？」と訊かれムッとしたことはありませんか？

ケース2：夜の当直，午前3時に丁度仮眠していたところ，病棟の看護師から「先生患者さんが頭痛を訴えているので診ていただけませんか？」と訊かれムッとしたことはありませんか？

筆者は日米あわせて1年目のインターンを3回やったので，このような経験は正直にいうと多いです．医師として失格かもしれません．ある日一緒に当直している上級研修医から「どうせ診にいかないといけないのだから，気持ちよくいかないと損だよ．看護師からコールが来たとき"よし"と思って患者さんを診察すると，"眠たいのに起こして"とイライラしながら診察するのと比べて誤診が減るかもしれないし，なんといっても研修医として得られるものが増えると思う．イライラするとコメディカルも不快にさせてしまうしね」という助言をいただきました．この助言は今でも役に立っています．えっ？「今でもムッとしているのか！！」って？，すみません．

2章 反面教師！？患者さんからのクレームと対策　態度・身だしなみ …16

救急センターで午前4時ごろ，患者さんの前で「今日も眠れないよ」と言った

クレーム発生状況

60歳男性．突然の頭痛と右片麻痺にて午前4時ごろ救急センターへ搬送．家族が付き添いで来られている．緊急手術を丁度終えた当直医師が診療を開始した．看護師が「先生今日もありがとうございます」と声をかけると当直医師は「今日も眠れないよ」と言った．この一部始終を家族が見ていた．

ご家族曰く，「忙しくて大変なのはわかりますが，人の命をあずかる医師が患者の前で言う言葉ではないと思います」

類似クレーム：
ある医師の会話．大腸カメラの最中に医師同士で「今日は何人いるの？○○人，こんなにいっぱいでやってられないよ」と言った．

ここがいけない！

- 患者さんやご家族は不安で，医師に助けてもらいたいと藁をもつかむ思いで来院されています．そのような状況も考えず「今日も眠れないよ」とはプロとしての配慮に欠けています．

どうしたら良いのか？

●休憩室で息抜きをするならばかまいません

1日を通して自分の感情を完全に押し殺すことは難しく，同僚や看護師さんと当直室，あるいは休憩室にて雑談することは特に問題ありません．

●患者さんやご家族の前では配慮を

しかし，プロとして患者さん，そのご家族の気持ちを考え，患者さんやご家族，その他お見舞いにこられている方々の前では配慮は怠ってはなりません．「今日は疲れたな」，「眠れないな」などの言葉は患者さんやご家族の前では使わないようにしましょう．

2章 反面教師！？ 患者さんからのクレームと対策　態度・身だしなみ …17

診療中，あくびばかりしている

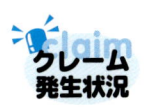

クレーム発生状況
当直明けの定期外来にてクレーム発生．

ここがいけない！
・患者さんへの振る舞いに対する配慮不足です．

どうしたら良いのか

● **患者さんに対する配慮を**
　生理的にあくびが出ることはしかたありません．ただ，口を閉じたままあくびをしたり，最低限脇を向いて口を手で隠すなどの態度が患者さんに対する配慮です．

● **万が一のときはお詫びを**
　万が一患者さんの前で出てしまった場合には，「申し訳ございません」，「失礼いたしました」と謝罪も必要でしょう．

● **安全な研修システムを**
　また，研修システムとして当直明けは外来は担当しないなど，安全面を考えた配慮が必要だと思います．

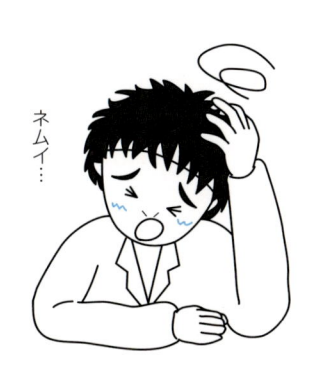

ネムイ…

2章 反面教師！？ 患者さんからのクレームと対策　態度・身だしなみ …18

患者の私に友達のような態度で接する

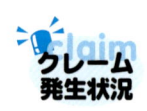

クレーム発生状況

研修医の受け持つ定期外来．55歳男性．高血圧でフォロー中にクレーム発生．
類似クレーム：人を馬鹿にしているように指導された．

ここがいけない！

・患者さんに友達のような態度で接しています．

どうしたら良いのか

　いかに仲良くなったとしても過度のなれなれしさは禁物です．最低限の尊敬をもって接するようにしましょう．
　適切な敬語を用いた言葉遣いで話し，お互いに相手を大切にし明るい笑顔でチームづくりをするようこころがけましょう．
　医療面接は些細なことでも重要なことがあり細心の注意を払って行いますが，患者さんが悩みを包み隠すことなく自由に話せるような雰囲気を作り出す必要があります．そのためには，患者さんと医師の間の信頼関係が土台となりますので，適切な身だしなみ，言葉遣いをすることが医師に欠かせないマナーです．

Column

名刺の受け方[1]

一般企業では常識．以下名刺を受取るときのエチケットをマスターしましょう．
・名刺をいただくときは頭を下げ，名刺の手前を両手で持つ．
・いただいた名刺は胸の高さで両手で持つか，左手のひらに持ちかえる．
・読みにくい氏名などはそのときに確認しておく．
・いただく名刺は粗末に扱うことのないよう名刺受けなどに置く．
・相手が患者さんか目上の場合は自分から先に出す．
・名刺入れはまずベルトの高さで両手でもつ．
・名刺を1枚，素早く名刺入れの上に置き，いったん静止する．
・右手で名刺の右下を持つか両手で相手にそっと出す．
・同時に相手が名刺を出したときは，左手の名刺入れで受ける．
・着席する場合はテーブルの左前，名刺入れの上に名刺を置く．
・名刺がなくならないよういつも補充しておく．

文献
1）亀田メディカルセンター：「接遇のてびき」．

2章 反面教師！？ 患者さんからのクレームと対策　態度・身だしなみ … 19

症状を言ったら「え，そんな病気なの？！」と笑われた

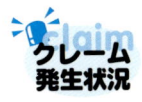

クレーム発生状況

30歳女性，上気道症状にて救急外来受診．子宮内膜症があり不妊治療を近医で行っている．外来診察時クレーム発生．
患者さん曰く，「どんなものであっても本人にとって苦しいものなのに笑うのは"ぐさり"とくるものです．言わなければよかったとすら思うのです．医師はせめて顔に出さない配慮が必要です．それに失礼ではないでしょうか．患者に恥ずかしさを与えさせないようにしてほしい」

ここがいけない！

- 「え，そんな病気なの？」と患者さんの苦しみ，恥ずかしいという気持ち（羞恥心）にも配慮していない．

どうしたら良いのか？

● 1つ1つの言葉に注意を

女性患者さんでは産婦人科受診も恥ずかしいと思っておられる方もいます．患者さんを傷つけないよう1つ1つの言葉に注意が必要です．

● 共感も重要

一般的に「そうですか，がんばってください」，「よくなるといいですね」，「大変でしたね」，「つらかったですね」など，患者さんに"共感"することも非常に重要です（1章8 Point 13参照）．

Column 患者さんから届いた喜びの声3

"今朝は訃報があり，検査30分前来院に間に合わなくなってしまったので連絡しました．ダブルパンチで気が沈んでいたのですが電話の向こうから「大丈夫ですよ．気をつけておいでください」と優しい声．なんだかほわっと暖かい気持ちになりました"
電話でも実際に患者さんが目の前にいると思って誠意ある対応をしましょう．

"お忙しいにもかかわらずとても親切丁寧でした．若いドクターですが年寄りの話をじっくり聞いて好感がもてました"
患者さんを敬い，適切な態度，適切な敬語を使用し，すばらしい患者―医師関係を作りましょう．

2章　反面教師！？ 患者さんからのクレームと対策　態度・身だしなみ … 20

外来中，何度も担当医がPHSで呼び出されまともな診療が受けられませんでした

クレーム発生状況

集中治療室に患者さんを持つ研修医の外来．外来中に何度も集中治療室の看護師から連絡がありクレーム発生．
患者さん曰く，「自分が診てもらったより電話で話している時間のほうが長かったと思います．診療中はよっぽどの緊急でない限り携帯電話，ポケットベルを担当医が拒否するなどの対応が必要なのでは．」

ここがいけない！

・心配や不安を抱え自分に集中してもらいたいという患者さんの気持ちに対する配慮不足です．

どうしたら良いのか？

● **止むを得ないときは理由を伝える**

上記の場合や急患の場合など止むを得ない場合もあります．必ずその都度患者さんに理由を説明しましょう．例えば「今重症の患者さんが集中治療室におられ連絡が入っております．申し訳ございませんが少々お待ちください」などと伝える必要があります．

● **診療室の外へ出て話す**

また，長時間の場合には上記に加え，「すぐに戻ってまいります」など診察室の外に出て話す配慮も必要です．

● **病院のシステムをかえる**

また，病院のシステムも重要です．例えば，外来診察中にはついている看護師（簡単な対応は口頭で出し電話対応はしてもらう），あるいは同じ時間に外来を担当していない上級医にPHSを預けるなどのシステムが可能なら試みるようにしたいです．

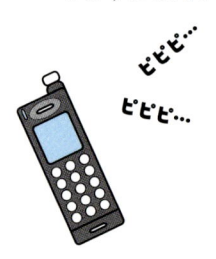

2章 反面教師!? 患者さんからのクレームと対策　態度・身だしなみ …21

聴診器もあてず診察しないで時間も短いのに診察料をとられた

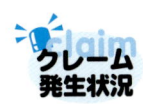

クレーム発生状況
5歳男の子，発熱と咳，咽頭痛で外来受診．付添いの母親からクレーム発生．

ここがいけない!
・今回の主訴に関係する最低限の診察も行っていない．

どうしたら良いのか

● 何が不安なのかを聞き出す

　診察時間2〜3分というのは短時間診療に思えますが，実は診察の仕方次第で患者さんには長く感じることもあります．
　診察開始直後の1〜2分は患者さんの時間です．それとは別に，お母さんの心配・不安を十分聞く時間を設け，まずはお母さんが何が不安なのかお聞きし，その不安を軽減するよう努力しましょう．また，母親は子供が肺炎になったらどうしよう，など心配で受診しておられることが多く，肺炎になっていないか胸部の診察は主訴に関係する診察として必ず行うようにしましょう．

● 儀式としての聴診

　それでは，無症状患者さんの慢性疾患の定期外来ではどうでしょうか．「心音聴診は外来では意味がない？？！！」という意見もあるようですが，その一方で，「儀式」としての外来での諸々のことも，患者さんの立場で安心感や安堵感を達成するためには必要なこともあります．つまりは，科学としての側面とサービス業としての側面をどううまくバランスをとって外来でのスタイルに昇華させるかということが一番大事ではないかと思います．心疾患や肺疾患が合併症として出てくる可能性のある場合は別ですが，その危険性がない場合でも数カ月に1回は胸部に聴診器をあてるようにしましょう．

2章 反面教師！？ 患者さんからのクレームと対策　態度・身だしなみ …22

診察中，パソコンを打ちながら少し話をするだけです

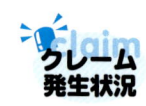

クレーム発生状況

高血圧でフォロー中の60歳女性．定期外来にてクレーム発生．患者さん曰く，「名前を呼ばれてから診察室に入って診ていただくとき，パソコンを打ちながら少々話をするだけです．以前は『大丈夫ですね』などの声もかけていただきました．最近は不安です」

ここがいけない！

- 患者さんが話をしているとき，医師はパソコンを使用してアイコンタクトを保たず，患者さんに不安を与えている．

どうしたら良いのか？

● アイコンタクトを保つ

　まず，外来で診るほぼすべての患者さんに接するときのルーチンとして，患者さんの90度あるいは斜め45度に座り，アイコンタクト（目線を合わせる）を保つようにしましょう．カルテを眺めるため下を向いていると患者さんからは自信がないように見えて，信頼感を得にくくなります（1章4 Point 9 参照）．

● うなずく

　じっと凝視する必要はないですが，ときどき患者さんの話に"うなずき"ながら話を聞きましょう．ときには「それは大変でしたね」など共感する言葉を述べると患者さんに「優しく，よく話を聞いてもらった」という印象を与えます．

Column うなずきの重要性

　講演や授業をしていて聴衆の研修医の先生がうなずかれていると"理解している"，"よく聴いている"という合図で，話をしている私は非常に気持ちがよくなり，講義の調子もあがります．患者さんとの診療ではどうでしょう．内容に同意していなくてもぜひうなずいてあげてください．医師のうなずきは「あなたの話をちゃんと聴いていますよ，理解していますよ」という合図で，患者さんも話しやすくなります．診療も一種のパフォーマンスです．うなずきは「この先生は私の話をよく聴いてくれる」という印象を与え，患者さんは好感を抱き，良好な患者―医師関係の構築に役立つことでしょう．

2章　反面教師！？ 患者さんからのクレームと対策　態度・身だしなみ …23

医師は患者の方を向いてください

クレーム発生状況

混雑する定期外来にて上記クレーム発生．
患者さん曰く，「確かにパソコンに入力しながら質問していくと効率がよいことは言えるでしょうが，病気を抱えている患者は先生が顔を見てくれるだけで安心するものです」
類似クレーム：
診察中に他の患者の書類を書いていた．

ここがいけない！

・医療面接時の態度の基本である"アイコンタクト""患者さんに向き合う"ができていません．

どうしたら良いのか？

● 目線を合わせる

じっと凝視する必要はありませんが，目線を合わせ患者さんの話に耳を傾けましょう．座席位置は正面または90度あるいは斜め45度の角度で座り，目線は合わせましょう（1章4 Point 9参照）．

● オープンクエスチョンではじめ，遮らない

「今日はいかがいたしました」，「どういたしました」などオープンクエスチョンで始めますが，1～2分は患者さんに時間を与え，決して遮らないようにしましょう（1章10 Point 16参照）．
もちろん共感，うなずきなどのテクニックも使用して，より詳細が聞き出せる雰囲気づくりを心がけましょう．
"外来開始直後1～2分は患者さんの時間．患者さんが話している途中で決して遮らない！"

2章 反面教師！？ 患者さんからのクレームと対策　態度・身だしなみ …24

医師が茶髪，金のネックレスでよいのでしょうか

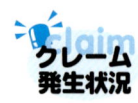

クレーム発生状況

救急外来にて2年目初期研修医が診察を行いクレーム発生．
類似クレーム：
香水をつけている看護師がいるのか，臭くて気分が悪くなった．香水をつけるのは遊びのときだけにしてもらいたい．

ここがいけない！

・医療現場で求められる「身だしなみ」を守っていません．

どうしたら良いのか？

● **派手すぎず控えめに**

身だしなみと服装は派手すぎず，職場への調和を配慮し，控えめを心がけましょう．

● **清潔第一**

また，清潔が第一です．患者さんに不快感やだらしない感じを抱かせないようにしましょう．それだけで信頼を失いかねません．

● **身だしなみチェックポイント**

具体的なチェックポイントは次のとおりです[1]．
・全体の印象：清潔．不快感やだらしない感じがない．
・白衣：清潔．汚れがない．特に襟や袖口に注意．ボタンをかけ，名札の着用．ポケットの中身のチェック．
・服装：白衣の下の着衣に注意．派手な遊び着，ラフな格好，ジーンズなどは不可．
・化粧：けばけばしい口紅やアイシャドーは不可．
・アクセサリー：イヤリング，ネックレスは派手すぎないもの．
・整髪料・香水：著しく香りの強いものは不可．
・髪型頭髪：ぼさぼさや著しい着色は不可．抵抗感のない程度に．
・ひげ：不精ひげや手入れされていない汚いひげは不可．
・口臭：不快でないこと．体臭にも気をつける．
・爪：清潔．伸びていないこと．マニキュアをしていないか，あるいは派手でないもの．

- ストッキング，靴下：汚れていない．派手でない．
- 履物：清潔．足にフィット．音のしないもの．スリッパなどの場合には針刺し予防という観点からも足の露出のないフルカバーのものを使用．

文献
1) 木川和彦：信頼される医師になるためのマナーの常識・非常識　患者さんに対するマナー1　基本的な社会人としてのマナー．研修医通信，10：10-11，2006

Column　こつこつこつ，足音のする靴は禁忌

　医学生時代，友人が入院しました．重症で苦しみ，吐き気の症状を我慢してベットに横たわっている間，昼夜を問わず静かな病院の中で最も気になったのが足音だそうです．女性はハイヒールは避け，男性であれば音のしない革靴など，ささいなことではありますが，患者さんを不快にすることもあり，音のしない靴を履きましょう．深夜には極力足音を立てないように病室の廊下を歩くのも，最低限の患者さんへの配慮だと思います．

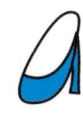

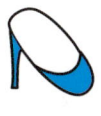

2章 反面教師！？ 患者さんからのクレームと対策　配慮・心遣い……25

1時間待ちましたが，診察室に入っても「お待たせしました」の一言もなく気分を悪くしました

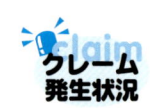

クレーム発生状況
外来は混雑している．1時間待ち以上の患者さんも数人いる状況でクレーム発生．

ここがいけない！
- 当たり前の挨拶ができていません．
- 遅れた理由も説明していません．

どうしたら良いのか？

● お詫びの言葉からはじめる

「お待たせして大変申し訳ございません」は，まずはじめに行う当然の挨拶です．医師などの権威を伴う職業で，相手から低姿勢でかかわられることが多いとそれに慣れてしまい，尊大になってしまう先生もおられるようです．"おれが診てやっているんだから1時間待ってもしかたない"とつい礼儀正しい謙虚な気持ちが失われてしまいがちなので注意しましょう．

● 遅れる旨を伝えておく

また，患者さんは診察を受ける前，戸惑いと不安を感じ，今か今かと待っているうちに不安がやがて憤りに変化することもあります．ただ，医療現場では外来・病棟問わず，急患，急変，その他の理由でスケジュールが通りに運ばないことは多々あります．長くお待たせする場合には，看護師あるいは受付の方に依頼して遅れる旨を患者さんに伝えるようにすべきです．そうすれば患者さんも納得して待つことができます．いつでも誠意をもって対応することが大切なのです．

Column　家族への椅子の勧め

「こちらにおかけください」と患者さんに椅子を勧めていても，付き添いの家族にはどうでしょうか．付き添ってきた家族のなかには，介護疲れ，または患者さんよりも不安で眠れず疲労困憊してる家族もいるかもしれません．医師に気を使って座れずにいる家族もいます．患者さんだけでなく家族も気遣ってください．椅子が足りなければ，「今椅子を持ってまいりますのでお待ちください」と椅子を用意するようにしましょう．

2章 反面教師!? 患者さんからのクレームと対策　配慮・心遣い 26

2週間の入院と言われたのに,すでに2か月入院しています.はじめから言ってもらいたかった

クレーム発生状況

55歳男性,喫煙歴があり今回胸部X線異常陰影を指摘され,外来から精査入院.外来にて「おそらく1～2週間でしょう」と奥様に伝えた.入院後,肺がんであることが判明し,入院が長期化してクレーム発生.

ここがいけない!

- 「おそらく1～2週間でしょう」と"入院期間が短い"という利点を強調し安心を与えすぎた.

どうしたら良いのか

● **診断確定前に安心を与えすぎない**

早期に退院したいと患者さんは願うものですが,診断が確定していないときにあまり強い安心は与えないようにしましょう.

● **最悪の事態も想定して病状説明をする**

また,病状説明の際,最悪の事態も想定して説明しておかないと後で不満の対象となることがあります.例えば「入院はおそらく1～2週間で済むと思います.ただ,もし異常が見つかった場合には,その後の精密検査,治療に1ヵ月以上入院が必要となることもあります」などといくつかのオプションを説明するようにしましょう.

● **変更時は家族にも説明を**

また,何らかの合併症などで退院予定が変更になる場合には,患者さんだけでなく家族にも理由をきちんと説明しましょう.

● **客観的な長所・短所の説明を**

医師がある治療が必要であると考え,どうしても勧めたい治療に誘導するような「○○は簡単な手術だから大丈夫ですよ」,「○○は傷も小さいし痛みも少ないですよ」という言葉を述べ,利点を強調するあまり,客観的な長所短所の説明がおろそかになることがあります.後で説明・理解不足が生じ不満が起きることがあるので注意が必要です.

"病状説明は最悪の事態も想定し行い,患者さんばかりでなく家族とも信頼関係を築くようにしよう"

Column

医師の病状説明で患者満足度は決まる

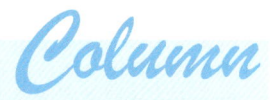

亀田総合病院にて患者さんの満足度調査を実施しました．評価項目は大まかに下記5項目です．
1. 医師の病状説明はどうだったか
2. 医師の病状への素早い対応はどうだったか
3. 患者さんの総合回復度はどうか
4. 看護と医療者との連携はどうか（医療者の態度も含む）
5. 総合的な満足度はどうか

評価は6段階（6は最高，1は最低）で行いました．その結果，"1. 医師の病状説明" が5以上で満足を得られていれば，2～4の満足度がどうであれ総合的な満足度は高いという結果が出ました．また，"1. 医師の病状説明" が3，4と "普通" の評価であっても，"2. 医師の病状への素早い対応" の満足度が高ければ最終的な満足度は高くなりました．一方，"1. 医師の病状説明" の評価が悪く2以下の場合には，"3. 総合回復度"，そして "4. 医療連携" の順で同じように総合満足度に影響を与えることが判明しました．

これらのことから，何より医師の病状説明が重要であるといえます．しっかりとした説明を患者さん，そのご家族に行い，よりよい患者―医師関係を築いていきましょう．

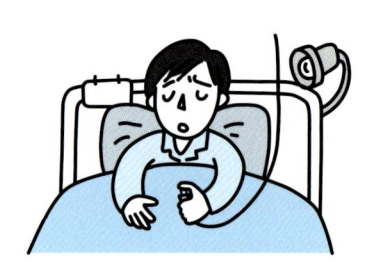

2章 反面教師！？ 患者さんからのクレームと対策　配慮・心遣い　……27

ギプスカッターでいきなり切られてびっくりした．何をするのか説明してほしい

クレーム発生状況

腓骨骨折をした35歳女性．初めてのギプス生活，軽快しギプスカットのため来院．ベッドに横になってギプスカットを行っていたため患者さんからは何をしているのか見えない．カッターのすごい音で不安と恐怖で足を動かすと医師に冷たく「危ないから足を動かさないで．絶対切れることはありませんから」と言われた．

ここがいけない！

- 身体に触れる前の事前の説明がなく，患者さんに「カッターで足が切れてしまう」と不安を与えてしまっています．

どうしたら良いのか？

● 処置の前に説明を

　カッターの安全性・大きな音について，カットを行う前に説明するようにしましょう．切れるときの角度，はさみを入れるときも先が丸いから問題ないことも事前に説明しましょう．その後，何カ月もギプスで汚れてしまった足を暖かいタオルできれいに拭き，「○カ月，大変だったけどよくがんばりましたね，よかったですね」と声をかけるなど，患者さんの立場に立った思いやりのある対応が必要です．

● 患者さんの身体に触れるときは事前に説明を

　どのような手技でも事前の説明が非常に重要です．上記以外では，注射前のアルコール綿消毒でさえ，「少し冷たいですよ，消毒です」の一言，体に手技を行う前の位置決めにペンで体に直接"しるし"をつけるときも，「今からペンでしるしをつけます．これは針ではないので心配ありませんからね」など，診察・検査・治療など場合を問わず，患者さんの身体に触れるときは事前に説明を行うようにしましょう．

　"診察・検査・治療を問わず，患者さんの身体に触れるときは，事前に説明を行うこと"

2章 反面教師！？患者さんからのクレームと対策　配慮・心遣い ……28

CT室で何も告げず，頭と顔面にベルトをすごい勢いで着けられた

クレーム発生状況

慢性頭痛精査にて頭部CTを行っているときにクレーム発生．患者さん曰く，「CT室にて『ベッドに横になってください』と言われ横になると，その後，何も告げず頭と顔面にベルトをすごい勢いで着けられた．その前に『ベルトを着けます』と一言でも説明があれば，不安と恐ろしさは感じなかった」

ここがいけない！

- 2章27同様，事前の説明がありません．
- 閉鎖空間で横たわり急に体を縛られる恐怖・不安に対する配慮が足りません．

どうしたら良いのか？

●**患者さんを安心させる一言を**

「大丈夫ですよ，○分ぐらいで終わりますし，痛みはないですからね」など，患者さんを安心させましょう．

●**事前に説明を**

固定する前には「今から頭が動かないようにベルトで固定しますが，きつかったらおっしゃってくださいね」など事前に説明が必要です．

●**写真で事前に説明するのも一案**

また，神経内科など頻繁にCT，MRI検査など行う場合は，CT，MRIの機械の写真を用意しておいて，診察室で見せ，安心していただくことも1つの方法です．

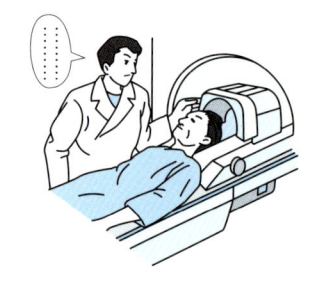

2章 反面教師！？ 患者さんからのクレームと対策　配慮・心遣い …… 29

エレベーターの中で医師同士が，患者のことを大きな声でしゃべってる

クレーム発生状況
病院にあるエレベーターの中．研修医が昨日の当直で診た患者さんのことをディスカッションしていた．

ここがいけない！
・エレベーターで患者さんの情報を話しており，医師の守秘義務に反します．

どうしたら良いのか？

● 一般の人がいる場で議論しない

患者さんのプライバシーに配慮して，決してエレベーター内など他の患者さんが立ち合う場でディスカッションすることのないようにしましょう（3章9参照）．

● 勤務後の居酒屋も要注意

これは病院内に限らず，仕事が終わってから行く居酒屋でも同じです．決して"酒のネタ"に患者さんの情報を話すことはないように細心の注意を払いましょう．

"エレベーター内はプライバシー遵守"

Column

エレベーター使用時の応対[1]

エレベーターの乗り降りでは以下のマナーに配慮するようにしましょう．

1) 乗る際
職員はエレベーターの外で，患者さんが乗り終わるまで，ドアのボタンを押し続けます．中に入ったら，患者さんの行く階を伺い，その階の数字を押します．

2) 降りる際
患者さんが先に降りるまで，ドアの「開く」を押し続け，最後に職員が降ります．もし途中の階で職員が降りなければならないときは，会釈をするか，「お先に失礼いたします」と挨拶をしましょう．

また，乗り降りの際には足元に注意しましょう．特に老人，小児，点滴台，松葉杖，車いす使用などの場合は注意が必要です．

文献
1) 亀田メディカルセンター：「接遇のてびき」．

2章 反面教師!? 患者さんからのクレームと対策　配慮・心遣い ……30

乳房診察の際，診察部位以外はタオルなどで覆ってほしい

クレーム発生状況

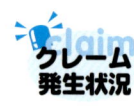

30歳女性．研修医の初診外来でクレーム発生．
患者さん曰く，「乳房診察の際，上半身着衣を脱ぎますが，検査中寒く，恥ずかしいので，診察部位のほかはタオルなどで覆う配慮がほしい」

ここがいけない！

・裸になってもらい診察を行う理由を説明し，同意してもらう前置きがない．
・男性医師に狭い個室で診察をされる恐怖感や恥ずかしさに対する配慮がない．

どうしたら良いのか？

● 診察・検査の同意を得る

女性の乳房診察・聴診時などに何も説明せず，突然男性医師が患者さんのシャツをまくり上げることがあった，と抗議が寄せられたことがあります．最低限，なぜその診察が必要か説明し，どのような診察・検査をするにも患者さんの同意を得るのは大原則です．

● 女性看護師が付き添う

そして，男性医師に狭い個室で診察をされる恐怖感や恥ずかしさをおもちの患者さんもおられます．女性の乳房，胸部・腹部・骨盤部を診察する場合は，女性の看護師あるいは医療クラークにも付き添ってもらいましょう．

● 露出は最小限に

乳房診察時には，対側の乳房はタオルで覆い隠すなどして露出は最小限に，診察は迅速に行うように配慮しましょう．
また，胸部聴診の際には衣服の下から聴診器を入れて診察するようにしましょう．

Column 診察室のカーテンを閉めよう

外来，病棟を問わず1つ1つのベッドを仕切るようにカーテンが備え付けてあると思います．性別を問わず診察時はプライバシーを考え，必ずカーテンを閉めて個室と同様の空間を作りましょう．女性患者さんであれば女性の看護師さんに付き添っていいただくことも忘れてはいけません．
話はそれますが，救急センターで患者さんをカーテンを閉め切って診察を行っているときに，隣の診察室から"ピー"とポータブルX線の照射音が聞こえ，被ばくしたことを今のように覚えています．「X線撮りますよ」と周りに声をかけるのも忘れないようにしたいものです．

2章 反面教師！？ 患者さんからのクレームと対策　配慮・心遣い …… 31

胃カメラでお腹がとても痛くさすっていましたが，何も声をかけてもらえませんでした

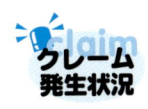

クレーム発生状況

人間ドック外来．上部消化管内視鏡検査時にクレーム発生．
患者さん曰く，「胃カメラの最中，お腹がとても痛く横を向いたままお腹をさすっていました．声をかけるでもなく，『もっと横を向いてください』と言われとてもつらかった．思いやりをもってもらいたい」

ここがいけない！

・痛みに対する配慮が足りません．

どうしたら良いのか？

● 痛みに配慮した一言をかける

　痛みを最小限にするよう検査を進めますが，痛みが出ていても検査を続行しなければいけない状況も考えられます．
　上記では，例えば「痛いところ申し訳ございませんが，あともう少しですので，カメラの通りがよくなるよう少しだけ横を向いていただけませんか．あまり痛みが強ければいったん検査を中断いたしますので，おっしゃってください」と患者さんの痛みに配慮した返答を行いましょう．

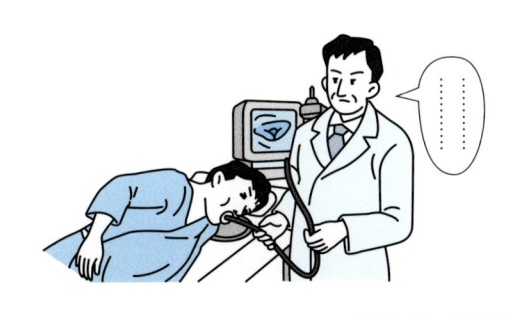

2章 反面教師!? 患者さんからのクレームと対策　配慮・心遣い……32

検査技師から尿検査容器の内側に指を入れて渡された

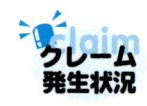

クレーム発生状況

尿路感染症を疑う患者さん．医師からは尿検査時「清潔に採ってください」と注意を受けていた．

ここがいけない!

- 完全滅菌操作ではありませんが，患者さんへの配慮不足です．

どうしたら良いのか?

● 何気ない行動にも注意を

患者さんは自分の病気に対して神経質になっています．1つ1つの行動に注意を払ってください．上記場面では指をコップの中に入れないよう，心がけましょう．

Column 「肉体労働」だけでなく「感情労働」を忘れずに！

「肉体労働」は身体を使う労働ですが，昨今サービス業の世界で問題になっている言葉に「感情労働」があります．「感情労働」とは，人相手の仕事で，自分の感情とその表現をコントロールして相手の感情を調節することで，いわゆる"気を使う労働"のことをさします．「感情労働」はサービス業で特に要求されますが必ずしも労働として認識されておらず，心身への負担に見合う賃金が支払われないことも多いです．

医師の中には「診てやってるんだ」といった感情が強く出てしまう人もいます．くりかえす当直，劣悪労働環境で「肉体労働」を強いられ，「感情労働」を忘れがちになっていないでしょうか．これでは逆に患者さんの方が医師に悪く思われないように気を使い「感情労働」を強いられています．われわれはプロなのですから，いくら忙しくても苦しんでいる患者さんに対して最低限の感情のコントロールは行うべきです．それが例え演技であっても．

外来の患者さんに「先生の笑顔を見るとホッとします」，「先生のお顔を見ると元気が出てきます」と言われるといい気分になるのは私だけでしょうか．

2章 反面教師！？ 患者さんからのクレームと対策　配慮・心遣い ……33

看護師さんを患者にも聞こえる大声で怒っていました

クレーム発生状況

外来でクレーム発生．
患者さん曰く，「診察室の裏で看護師さんが別の看護師さんを注意して怒っていました．患者にもそれが聞こえてくるのはとても気分が悪いものです」

ここがいけない！

- 患者さんの前で（聞こえる範囲の場所で）看護師を注意し，患者さんに不安を与えています．

どうしたら良いのか？

● ネガティブフィードバックは個室で行う

　叱ったり，注意したりなど，ネガティブフィードバックを行う場合には，周りの人がいないところで個人に対して行うのが基本です．
　叱るのは改善を促すためであるにもかかわらず，みんなの前で叱られると恥をかかされている意識が先に立って，注意されている内容に意識が向かない可能性があります．恨みを買うことにもなり，その後あなたに心を開かなくなる可能性もあるかもしれません．

● 褒めるのはみんなの前でもOK

　その逆に，褒めるのは周りがいるところでもかまいません．周りの人間も「よし私もがんばろう」という気持ちになるでしょう．

● 患者さんの前で叱らない

　叱られた看護師にケアされるのは，心配と不必要な不安を患者さんに与えてしまうこともあります．
　同様に，患者さんの目の前で研修医を叱る指導医もおりますが，絶対に行うべきではありません．そんな研修医に見てもらいたくない，と不必要な不安を患者さんに与えてしまいます．
　"ネガティブフィードバックは個室で「1対1」が原則．褒めるときは「みんなの前」で"

Column 叱るときのサンドイッチ法

　叱るときに，その前後で褒めてサンドイッチすることをサンドイッチ法と言います．いきなり叱られると誰しもいい気持ちはしないし，反発心が先に立ってしまうかもしれません．そこで叱る前に褒めることで，叱られる方は評価もしてくれているし素直に聞こうという気持ちになるのではないでしょうか．例えば次の例はどうでしょう．

　「○○先生はいつも朝早く病院に来て，患者さんを丁寧に診てくれているね．でも，昨日の患者さんへの対応はまずいんじゃないかな．あれでは患者さん，ご家族の気持ちを害してしまうかもしれないよ．もう少し丁寧な対応をすべきだったね．○○先生，今日もがんばっているね．よし仕事を続けよう」

Column 研修医が失敗したときの叱り方

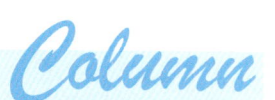

　「どうしてあなたは〜しなかったの！」とWHY YOU NOTの言葉ではじめてはいけません．過去＋否定質問は最も危険です．同様に「どうしてあなたは〜なの！」とWHY YOUの質問も危険です．叱られた側は自己防衛的になり言い訳や自分がしたことの正当化へ走り，指導者が指導できなくなってしまいます．指導者が研修医にマイナスの質問をするときは，「どうしてあなたは〜しなかったの？」の過去＋否定質問ではなく，「どうして，患者さんは怒ったの？」とWHYをYOU以外の人につけたり，「どうしてクレームは起こったの？」とWHYをYOUではなく問題の起こった物事や出来事につけることにより効果的な指導ができるようになります．失敗を今後に生かすことが重要なのです．手順を以下に示します．

1. 本当はどうしたかったの？
  （誰も失敗をしたくてしている訳ではない）
2. 実際には何が起こったの？
  （現状を明確に引き出す）
3. その原因は何だったの？
  （現状を明確に引き出す）
4. このことから貴方が学んだことは何？
  （それを次にどう活かす）

2章 反面教師！？ 患者さんからのクレームと対策　配慮・心遣い ……34

私を触診した手で手洗いせずにパソコンの操作をしていた

クレーム発生状況

外来診療中クレーム発生．
患者さん曰く，「医師が自分を触診した手で手洗いせずにPCのマウス操作をしていた．危機管理に対する意識が希薄ではないか」

ここがいけない！

・院内感染に対する配慮が足りません．

どうしたら良いのか？

● **院内感染の防止**

患者さんの診察を終えたらできるだけ手洗いをするようにしましょう．院内感染という観点からも大切です．

● **Let me wash my hands before I examine you.**

米国の医学生が必ず受験するOSCE（objective structured clinical examination，客観的臨床能力試験）であるUSMLE Step 2 CS（the united states medical licensing examination step2 clinical skills）では，必ず"Let me wash my hands before I examine you."と告げて手洗いを行わないと減点になります．

● **手洗い励行**

時間の限られた外来ではあるが，できるかぎり手洗い励行に努めましょう．

キラリ

2章 反面教師!? 患者さんからのクレームと対策　引き継ぎ・連絡 ... 35

いつも診てもらっている○○先生に診てもらいたかったのに！

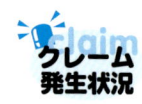

クレーム発生状況

関節リウマチにて膠原病科外来に通院中．ある日，かぜ症状にて主治医が外来日でないときに受診したため，他の医師が診察しクレーム発生．

ここがいけない！

- 本日は主治医の外来日ではなく，臨時で他の医師が診察することを患者さんに前もって伝えていません．

どうしたら良いのか？

● 診察前に受付で別の医師が診る旨を伝える

臨時で診察する前に受付のクラークあるいは看護師から「あいにく主治医○○は本日外来がございませんので，差し支えなければ医師□□が拝見いたしますがいかがでしょうか」と患者さんにお伺いしましょう．

● 患者さんの病状を把握している旨を伝える

臨時で診る医師も診察時に自己紹介を行った後，「○○先生のカルテから△△様の病状はしっかり把握しておりますのでご安心ください」と一言配慮があってもいいでしょう．

Column

当たり前の挨拶

人間として当然のことにもかかわらず，挨拶ができない方がおられるようです．挨拶は社会人として常識です．患者さんが診察室へ入室時，「おはようございます」，「お待たせいたしました」に加え，初診であれば「○○科の○○と申します．今日は外来を担当させていただきます．よろしくお願いいたします」と自己紹介も行うようにしましょう．

2章 反面教師！？ 患者さんからのクレームと対策　引き継ぎ・連絡 … 36

予約した主治医の○○先生に診てもらえると思って来たのに！

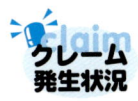

クレーム発生状況

関節リウマチにて膠原病科外来に通院中．主治医が急遽学会出張のため定期外来を休診にした．定期外来日に他の医師が診察し，上記クレーム発生．

ここがいけない！

- 主治医の都合で外来を休診にしているにもかかわらず，説明と配慮不足です．

どうしたら良いのか？

●事前に連絡し診察日の変更を

可能であれば外来日以前に患者さんに連絡を入れ，「誠に申し訳ございませんが，急用がございまして，次回の○日の診察日なのですが休診にさせていただくことになりました．誠に勝手ではございますが，診察日を変更させていただくことは可能でしょうか？」などお伺いする．

●変更できないときは代わりの担当医名を伝え，誠意ある対応を

もし診察日が変更できなければ，「次回外来は□□医師が担当させていただきますが，すべて病状の方は伝えておきますのでご安心ください．また何かあれば連絡が取れるように手配もさせていただきます」と誠意をもった対応をしましょう．

なんで先生がいないの！

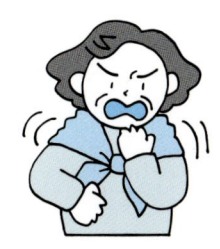

2章 反面教師！？ 患者さんからのクレームと対策　引き継ぎ・連絡 … 37

前の医師からは説明を受けていないのに，交代した新しい医師から病名を告げられびっくりした

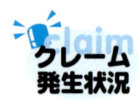

クレーム発生状況

3月に退職した医師から引き継いだ患者さんを初めて診察しクレーム発生．

患者さん曰く，「以前の医師から新しい医師に交代し，緑内障があると新しい医師に言われた．前の医師からは何も説明を受けていないのでびっくりした．カルテをみると緑内障あり，と書いてある．患者本人には何の話もなく，カルテには書かれていることに納得いきません」

ここがいけない！

・十分な説明がなかったことを謝罪していません．

どうしたら良いのか

●まず説明不足をお詫びする

引き継ぎ時のトラブルはときにみられます．患者さんに前医が説明していたとしても患者さんは十分理解されていないこともありえるので，まずは「説明不足があったことをお詫び申し上げます」などと謝罪が必要です．

●前医を中傷しない

このとき決して前医を中傷するような言葉は使わないようにしましょう．

●服薬していても自分の病気を知っているとはかぎらない

また，患者さんが自分の病気を理解せずに薬だけは服用していることもときどきみかけます．「○○というお薬が出ていますが，なぜお飲みなのかご存じですか」などと患者さんに確認しましょう．

もし理解しておられなければ，患者さんのわかる言葉で，ときには絵を書いて病気について説明してあげましょう．

ただ病状が深刻な場合や患者さんが知りたがらない場合は家族のみに知らせることもあり，前医との連絡（申し送り）が重要になります．

2章　反面教師！？ 患者さんからのクレームと対策　引き継ぎ・連絡…**38**

やっと信頼してきたのに，また先生が替わるのは不安です

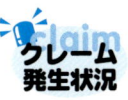

クレーム発生状況

先天性心疾患にて外来フォロー中．主治医が退職するため，次回の外来から医師が変更することを患者さんにお伝えした．特に医師が変更するという以外に説明は行わずクレーム発生．
患者さん曰く，「子供が心臓病です．やっと信頼してきたのにまた先生が替わるのは病気が病気だけにいろいろと不安があります」

ここがいけない！

・医師が替わり同じ診療が継続されるか，患者さん，ご家族は不安をかかえているにもかかわらず，配慮の言葉がありません．

どうしたら良いのか？

● **まずお詫びする**

転勤・退職により主治医が変更してしまうことをまずは謝罪します．

● **同じケアが継続する旨を伝える**

そして引き継ぎの先生に病状をすべて説明し，患者さんとご家族には現在と同様のケアが継続して行われることをお伝えし安心していただきます．
例えば「誠に申し訳ないのですが，3月で退職することになりました．4月からは○○医師が担当となりますが，□□さんの状態，病状はすべてお話しておきますのでご安心ください．そして，今と変わらないケアができるよう手配しておきます」などと説明するようにしましょう．

患者さんから届いた喜びの声4　*Column*

"小さな質問にも答えてくれ，小さいことにも丁寧に優しく接していただきありがとうございます．これからもそのように患者さんと接していただけたらと思います．"
患者さんの心配・不安を明らかにし1つ1つ丁寧に対応していきましょう．

"「ほかに何か心配なことはありますか？」との言葉は病気がある患者にとって優しさと先生の余裕を感じ，次もこの先生に診ていただきたいと思いました"
診察の最後には必ず「ほかに心配なことありませんか？」や「ほかにご質問はございませんか？」と尋ねて，「それではお大事になさってください」をclosingの言葉としましょう．

2章 反面教師！？患者さんからのクレームと対策 受付　39

事務の不手際で待たされた

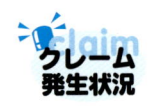

クレーム発生状況

受付のクラークがたまたま診察券の順番をとり間違え，患者さんを長時間待たせてしまいクレーム発生．
類似クレーム：
受付で待ち時間を言ってほしい．
「お待たせしてすみません」の一言もない．

ここがいけない！

・長時間お待ちの患者さんに対する配慮不足です．

どうしたら良いのか？

●受付も医療チームの一員

受付のクラークも医療チームの一員です．医師同様に誠意ある対応が必要です．

●システムに問題があれば改善を

何か受付のシステムに問題があれば，医師から管理部門へお願いして改善してもらうようにしましょう（2章25参照）．

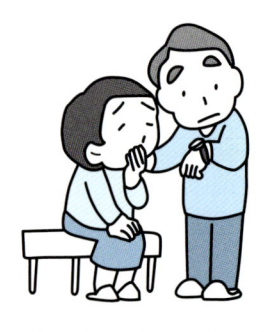

まだかねぇ…

2章 反面教師！？ 患者さんからのクレームと対策　受付　40

受付の態度が悪い

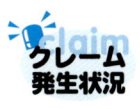

クレーム発生状況

混雑した外来．患者さんは平均1時間待っている．患者さんが受付のクラークに「まだですか」と質問したところ「もうちょっと待ってください」と言った．
類似クレーム：
受付では笑顔で対応してほしい．
薬局窓口でとても面倒臭そうな態度，小さな声，とても不愉快でした．

ここがいけない！

- 不安・心配で診察を待っている患者さんに対する配慮不足です．

どうしたら良いのか？

● 適切な態度・言葉で
　2章39同様，病院内の職員はすべて医療チームの一員です．誠意をもって，適切な態度，適切な言葉（敬語の使用）を使用するように心がけましょう．

● 病院システムの問題か否か
　もし何か問題があれば病院全体のシステムとして変える必要も出てきますので，医師が率先して気をつけていきましょう．

● 対応例
　上記の場合「今医師に確認してまいりますので，少々お待ちいただけますか」や，「大変ご迷惑をおかけして申し訳ございません．本日外来が込み合っており，あと○分ほどお待ちいただいてもよろしいでしょうか．お体の調子が悪い場合にはおっしゃってください」など，患者さんを敬う適切な態度，言葉遣いが必要です．

2章 反面教師！？患者さんからのクレームと対策 受付 …………… 41

予約に電話をしたらいきなり切られた

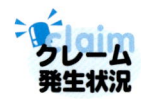

クレーム発生状況

定期にフォローしている患者さんから臨時に電話連絡がありクレーム発生．

患者さん曰く，「予約に電話をしたら『もしもし』と言った後，いきなり切られた．携帯からかけたので電波が悪かったのかもしれないが，その後かけたらこちら側が悪いような言い分をされた」

ここがいけない！

・電話での対応がよくありません．

どうしたら良いのか？

● まず一言を

態度は言葉に表れます．たとえ患者さんの側の問題であったとしても受け入れて，まずは「電波が悪いようで申し訳ございません」の一言は必要です．

● "電話のエチケット"

その他"電話のエチケット"を以下に示しますので参考にしてください[1]．
1．いつもほほえみを絶やさずに．
　a）いつもほほえみを絶やさず応対するように心がけましょう．
　b）受話器はしっかりと持ちましょう．
　c）送話器と口もとの距離は5～6cm．
2．電話機は公器であることを忘れずに．
　a）外線，内線にかかわらず長話は他人の迷惑になります．
　b）できるだけ3分以内で用件が済むように工夫しましょう．
3．電話機は大切に取り扱う．
　a）八つ当たりをしない．
　b）途中で聞こえなくなったとき，むやみにフックボタンを叩かない．
　c）電話機は使いやすい場所に置きましょう．
　d）電話機もきれいにしましょう．
4．相手に対して礼儀正しく．
　a）言葉遣いはいつも丁寧にしましょう．
　b）態度は言葉に表れます．

c）電話をかけているときには他の人との話は避けましょう（止むを得ないときは送話口を閉じる）．
d）不真面目な雑音に注意しましょう（ラジオ・テレビ・笑い声など）．
e）ベルが鳴ったらすぐに出ます．何回も鳴ったら「お待たせいたしました」と言いましょう．
f）名乗るときには部署と名前を言いましょう．
　① 外線の場合「私，○○病院の△△と申します」
　② 内線の場合「私，○○課の△△と申します」，「私，B棟4階看護師の△△と申します」
g）「いつもお世話になっております」，「おはようございます」などの短い挨拶を忘れずにしましょう．
h）呼び出しは本人がしましょう（止むを得ず代理にかけさせるときは相手が出る前に代わる）．
i）たらい回しは病院の恥になります（用件をしっかりと聞き，その仕事に精通した人に出てもらう）．
j）地位の高い人にかけるときは，直接でなく秘書か代理の方を通じてかけましょう．
k）間違いの電話は受けた方も丁寧にしましょう．
l）終わりの挨拶は丁寧にします．
「どうもありがとうございました」，「ごめんくださいませ」，「失礼いたしました」，「どうぞよろしくお願いいたします」，「よろしくお伝えくださいませ」．
m）話が終わったら先方が受話器を置くのを確かめてから静かに受話器を置きます．

5．経済的にかける．
a）必要なときだけかけるようにしましょう．
b）かける前に次の準備をしましょう．
　① 相手の電話番号，氏名，所属，役職の確認．
　② 用件の題目，話す内容など簡単にメモし，必要な書類，資料を整える．
c）挨拶や冗談はほどほどにしましょう．
d）長話をしないように，なるべく2～3分以内で用件が済むようにしましょう．
e）私用電話はかけてはなりません．
f）返事に時間がかかる場合は，一度切ってかけ直しましょう．

6．取り次ぎは丁寧に．
a）送話口は必ずふさぐか，保留ボタンを押して取り次ぎましょう（4m以内の音は相手に筒抜けです）．
b）取り次いだ場合，当人が電話口に出るまでは取り次いだ人の責任です．取り次ぎは，長引くときは一度お断りしましょう．

「恐れ入りますが，もう少々お待ちいただけますか」，「お待たせいたしまして申し訳ございません」．
7．はっきり，ゆっくり，正確に話す．
　a）聞きなれない言葉や専門用語はわかりやすい言葉で表現しましょう．
　b）固有名詞や数字は，はっきり，ゆっくりと話し，聞き間違えることのないように気をつけましょう．
8．親しいほど節度を．
　a）相手が見えないだけになお一層，言葉遣いに心を配りましょう．
　b）いつも節度をもった応対を心がけ，相手に恥をかかせたり，嫌な思いをさせることのないように気をつけましょう．
　c）暗さや，疲れた感じを声に表さないようにしましょう．
9．用談をするとき．
　a）取り次ぐ場合．
　　① すぐ代われる場合．
　　　「少々お待ちくださいませ」と言って，当人に回します．このとき相手の所属，氏名を当人に伝えて代わります．
　　② 同じ氏名の者が2人いる場合．
　　　「鈴木は2人おりますが，○○子でございましょうか，△△子でございましょうか」．
　　③ 他の電話で話し中の場合．
　　　「○○はただ今，他の電話で話し中でございます．しばらくお待ちいただけますか」．
　　④ 外出中の場合．
　　　「○○はあいにく外出いたしております．もしおさしつかえなければ，ご用件を承りますが，私，△△と申します」．
　b）用件は正確に聞き，わからない点ははっきり尋ねて確認します．
　c）相槌を適当に入れながら聞きます．
　d）ポイントの復唱を相槌の代わりに入れます（「はい，はい」だけでなく）．
　e）記憶より記録が大切です（メモを忘れずに）．
　f）聞き終わったら，要点を復唱します．
　g）尋ねられた件について内容がよくわからないとき，「申し訳ございません．私ではわかりかねますので担当の者と代わります．少々お待ちくださいませ」と言って用件に詳しい方に代わってもらいます．

文献
1）亀田メディカルセンター：「接遇のてびき」．

Column

患者さんがすべて正しい

　患者さんの予約は3時○○先生．しかし，○○先生が急遽出張で外来は休診となり，△△先生へ変更となりました．前日に患者さんの自宅へ受付のクラークが医師が急遽変更になることを電話しましたが，患者さんが不在であったため留守番電話に残しました．けれども患者さんは留守番電話を聞けず，当日主治医が不在のことを知らず来院しました．そこで○○先生に見てもらえると思って来院したのに，△△先生に変更になっていることを知り，△△医師に激怒しました．「連絡ももらっていない」と．医師は「受付のクラークが確かに留守番電話に残した」の一辺倒．たとえ医療者側が間違っていない場合でも，あくまで患者さん中心，患者さんが正しいのです．「そうでしたか，しっかりとした連絡ができず申し訳ございませんでした」と必ず謝るようにしましょう．
　あるテレビ番組で急成長を遂げたワタミグループの渡邊美樹社長がサービス業としてのモットーを店長会議で述べていました．似たような事例なのでご紹介します．
　「ある日，お店でお客さんは天丼を頼んだつもりで実際はカツ丼を頼んでいました．店員が注文通りカツ丼を持っていくとお客さんは『天丼を頼んだ！』の一辺倒．店員も『お客さんは確かにカツ丼を頼みましたよ』と一歩も譲らず．数分間経過した後結局店長が仲裁に入り天丼をお出しした．しかし，お客さんは社長あてに『天丼を頼んだのにカツ丼が出てきた．店員の教育はどうなっているのか』とクレームを書いた．渡邊社長は店長会議の最中その店長に『お客さんがすべて正しいのだ．店員の教育を徹底しなさい』と酷く叱りつけていました」

Column

クレームへの対処法

　ある電機屋さんのクレーム対応部に電話がありました．「おたくの商品○○を購入したけど，商品の説明も全くされなかった．教育はどうなっているのだ！」と．「～したんだけど～されなかった」というクレームはどこでも起こりえます．
　クレーム対応への基本は相手の話をしっかり"聴く（相手の存在を受け止める）"ことからはじまります．まずは，同じ言葉をくり返すことにより相手にペースを合わせましょう．例えば，「そうですか，～されたのに～されなかったのですね．申し訳ございませんでした」と同じ言葉をくり返し相手を受け入れることによって相手の情緒が安定します．2番目に，"きく"は，自分のききたいことを訊く（たずねる）や受動的に"聞く"のではなく，全神経を相手に集中して聴く「集中的傾聴」でなければなりません．目の前にクレーマーがいるのであれば視線を合わせ，うなずくなどの手法も重要です．また，決して途中で否定したりせず話をよく聴くことからはじめます．

2章 反面教師！？ 患者さんからのクレームと対策　院内環境・設備…42

高齢者の私には椅子のマットが固い

どうしたら良いのか？

「椅子のマットが高齢者の私には固い」、「空調が熱い」、「待合室で携帯電話を使用している．受付などで注意してほしい」などのクレームに関しては，1つ1つ丁寧に患者さんに声に耳を傾けて，病院全体でシステム改善に努めていることをお伝えするようにしましょう．

苦情処理のポイント[1]　*Column*

相手の言い分を十分に聞き出すことが先決．その後，こちらの説明すべき点を相手に話します．処理の方法を具体的に話し合い，解決できる方向へともっていきます．

① 事実の確認
　　a）患者さんはオーバーに表現することがある
　　b）速やかに文書化する
② お詫び
　　a）誠心誠意お詫びする
③ クレームを処理するその他のポイント
　　a）交渉がもつれる可能性がある場合，少なくとも2人以上で対応する
　　b）事実が解明されるまでは責任を取るような発言は極力控える
　　c）判断が困難なとき
　　　1．1人で判断することは避ける
　　　2．結末をつけることを急がない
　　　3．保険会社，その他必要に応じアドバイスを受けられるところにすぐ連絡する
④ 苦情の聞き方（受容の態度）
　　a）視線　　　　　　　　　　　f）興奮しない
　　b）言葉遣い　　　　　　　　　g）話をさえぎらない
　　c）相手を信頼し虚心に聴く　　h）事実の確認
　　d）理屈で攻めない　　　　　　i）メモをとる．5W1H（what, why,
　　e）冷静を保つ　　　　　　　　　　who, when, where, how）
⑤ 苦情の報告ポイント
　　a）発生日時　　　　　　　　　d）クレームの状況詳細
　　b）発生状況　　　　　　　　　e）迅速に文書化
　　c）患者さんの住所，氏名，年齢，職業　f）とりあえず報告は口頭で上司へ

文献
1）亀田メディカルセンター：「接遇のてびき」．

3章 呉越同舟！？ コメディカルから医師へのクレームと対策 書類 ……1

カルテや指示箋の字が汚くて読めません

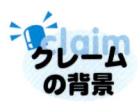

クレームの背景

読んでそのままです．これはあらゆる局面で発生していますが，誰も具体的な対策を考えていません．
もちろんカルテの電子化が進むとこのような問題は解消されるでしょうが，今度は「コピー・ペースト病」が蔓延するでしょう．

ここがいけない！

・読めない字を書いたのでは，やはりどうしようもありません．

どうしたら良いのか？

● 字が汚いカルテのデメリット

・指示が通らない．
・読んでもらえない．
・訴訟の際に証拠能力がない．

読んでもらえないということは，情報がない，ということで，どんなにカルテに記載しても同僚やコメディカルがそのアセスメントやプランに従って動いてくれないということです．また，不幸にして訴訟となった場合には，裁判官は判決を決定する際に記載者の記載内容を読み飛ばすため，証拠，あるいは自分に有利な論旨が形成されない可能性が高くなります．

● カルテに記録するときのポイント

字を丁寧に書くということに合わせて，記録の正確性という点からは月日のみならず時間もきちんと記載することも必要です．
患者さんや家族へ診療経過などを説明するときには，説明した内容についてワープロで文章を打ち，2部印刷のうえでその内容を読んでもらい，患者さんや家族からみて内容への不満や理解と異なる点があれば何度も話し合い修正して，説明と文章の内容が整合性をもっているときにはじめて1部をお渡しして，残りの1部に署名をいただいて回収することなども必要です．
これらは，沖縄県立中部病院で消化器科と救急科両方のスタッフとして飛び回っている同僚のY医師が欠かさずやっていた方法で，非常に参考になりました．

● **役立つカルテ記載例　見開き単位でレビューが楽**

　先輩医師の1人が行っていた外来カルテの記載法は，あえてカルテの見開きページを1つの単位として捉えるというものでした．見開きの2ページでその患者さんのプロフィールは1カ所にだけ記載（たとえばカルテの上の余白や，見開きの左上の部分に囲みをつけてなど）し，個々の外来受診の際の記載は最小限にします．個々の記載はプランを中心に書いて，その部分には他の医師やコメディカルにわかりやすいように下線を引いたり，囲んだりしておきます．また，見開きページの左上には，その見開きの内容が記録された期間が記されていました．後でこの先輩のカルテを見ると，見開き単位となっていて，レビューが非常にしやすかったのを記憶しています．

● **電子カルテで蔓延するコピー・ペースト病**

　米国でも電子カルテは早くから用いられており，自分が研修を受けた施設でも使われていました．米国では保険の支払いのために，レジデント，フェロー，アテンディングとすべての階層の医師が毎日のカルテ記載をすることが厳しく義務付けられていたので，その意味でも電子化は重要だったわけです．でも1つ詳細なH&P（history & physical examination，病歴・身体所見）があると，後の連中はみんなそれをコピー・ペーストして済まし，本当に患者さんから情報を得ているかが不明という問題が生じていました．

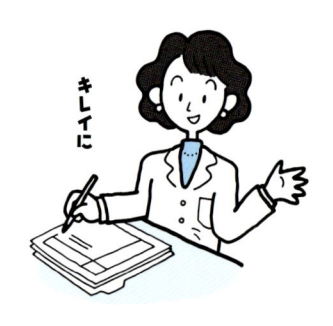

3章　呉越同舟！？ コメディカルから医師へのクレームと対策　書類……2

入院指示を事前に記載してほしい

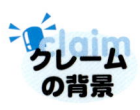

クレームの背景

「指示書きは研修医に頼んで」などと言って済ませてしまうスタッフもいるかもしれませんが、実際には忙しい研修医にとって、外来にすばやく降りてきて患者さんが病棟に入院する前に指示書きを済ませるということは非常に困難です．指示書きなしのまま病棟に患者さんが上がる結果になります．ときには、一切研修医に知らされず、指示書きもなく、そのまま気づいたら患者さんが入院している、という事態もあります．
入院指示に限らず、各種予定検査の指示が抜けていたり、もれていたりする場合が意外に多いようです．

ここがいけない！

- 指示書きがないため連絡が不十分となり、病棟でのケア、検査や治療の開始が遅れたりすることになります．
- 実際に病棟や検査室での引き継ぎ業務の矢面に立つのはコメディカルたちであることに留意する必要があります．

どうしたら良いのか

● **パスの導入**

　パスをとり入れ、このような漏れを防ぐように網羅的に指示を作っておくことは1つの方法でしょう．

● **予習しておく**

　パスなどのシステムが完備していなければ、予習で乗り切ります．週のはじめや、少なくとも前日に入院予定患者さんや検査予定患者さんをチェックしておいて、あるいはそれらのカルテを取り寄せておいて、入院や検査などの指示をあらかじめ記入したり、入力したりしておく、という方法です．

3章　呉越同舟！？ コメディカルから医師へのクレームと対策　書類……3

疑義照会が多い，単純な処方ミスが多い

コメディカルより

医薬分業などと言われますが，理解されていない患者さんもいらっしゃいます．医院とその門前にある調剤薬局は一心同体に思われることがあるのです．その調剤薬局に処方箋を出す以上は，薬局とコミュニケーションを密に取る責任と義務がおありではないでしょうか．個々の医師による薬剤師からの疑義照会の件数や内容の分析についてもぜひお願いいたします．

処方箋に記載された薬剤の用量や用法が，能書きに記載されているものと異なったりしていて，医師が忙しいことは承知のうえで電話で問い合わせるのですが，はっきりとした議論もできないまま乱暴に電話を切られたりします．

ここがいけない！

医薬分業が進み，院外薬局からの問い合わせが外来中にかかってくることもあります．これには以下の場合があります．
- 処方日数，用量，用法や，患者さんに「出す」といった薬剤を処方として付け加え忘れた，などの単純なミス．
- 医師が本来意図している処方を薬剤師が理解できない，あるいは疑問をもつ．

どうしたら良いのか

● 単純な処方ミスへの対応

薬剤師は薬剤の専門家として，医師の処方に基づいて，薬剤師自身の責任で薬剤を出しています．大半の場合にみられる単純な処方ミスについては，医師の側で最小限にするように努力するしかないでしょう．
- 再診患者さんの診療では，薬剤の確認を中心に行う．
- 1つ1つの薬剤についての意味と処方の理由を患者さんに声を出して伝え，あわせて単純ミスのチェックをする．
- 予習の際に薬剤のリストとその用量，用法を確認する．

などの方法が挙げられると思います．

● **意図した処方を理解してもらうための対策**
　〜医師－薬剤師間のコミュニケーション〜

　問題は医師が本来意図している処方を薬剤師側が理解していない場合，あるいは理解してもそれに疑問のある場合でしょう．実は薬剤師と医師とは，処方箋だけでつながっていることが多いといえます．特に院外薬局の場合その傾向が強いと思います．そこでは医師と薬剤師の間で「どのような疾患で，どのような理由で特定の薬剤を出しているのか」についての十分な意見交換ができていない場合が多い，ということになります．

　注意すべきなのは，処方に対する不満を患者さんにぶつける薬剤師もおり，いわゆる，医療従事者間の相互批判の問題もあるという現実です．

　これらの医師－薬剤師間のコミュニケーション不足に対しては，処方箋をあらかじめファックスで薬局に送付するときに，医師の意見やコメントを書いた別紙も一緒に送るといった対策が必要となります．

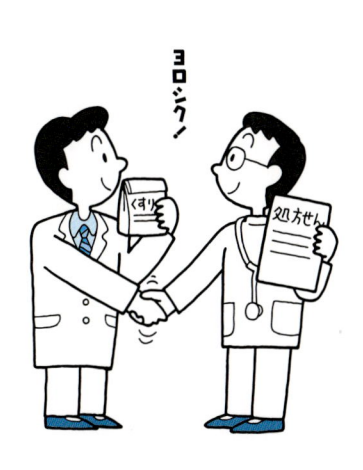

3章　呉越同舟！？ コメディカルから医師へのクレームと対策　日常業務…4
薬剤歴，他院での処方薬剤，禁忌薬剤が把握されていない

コメディカルより

検査前処置や薬剤飲み合わせの問題，さらにはジェネリック医薬品ブームの中でわかりにくい薬品名がどんどん増えている背景から，患者さんの服用薬剤の効率的な把握が非常に困難になっています．そして，多くの場合，外来カウンターでコメディカルたちによって1つ1つ確認されているのが現状です．

禁忌薬剤，他院で処方されている薬剤の把握が，ときに主治医によっては十分されていないことがあり，確認作業に手間取ります．

ここがいけない！
- 薬剤歴の聴取を診察時間の中で行えるような時間配分を考えましょう．
- 外来カウンターでコメディカルに任せてしまってはいけません．

どうしたら良いのか

●診察中にきちんと確認する

これらは，システムの問題も含むので，医師個人が気をつけることですべて解決するものでもありませんが，診察の際の時間配分を意識して，薬剤歴の聴取や処方薬剤の確認に今まで以上に時間をかける必要があると思います．

患者さんが他院から処方されている服用薬剤を覚えていない場合，次回の外来のときに薬剤あるいは薬剤リストをもってきていただくよう患者さん本人あるいは（認知症がある場合）家族にお願いするとよいでしょう（4章7参照）．

●薬剤チェックカウンターを作る

すでにいくつかの施設で行われていると思いますが，薬剤チェックのための独立したカウンターを作るといった対応が必要でしょう．

医療者が問診，診察の際にこれらの点についてきちんと聞き取りを行うことはもちろんですが，昨今の状況で別の人間が何重にも確認することも重要と考えます．

3章 呉越同舟！？ コメディカルから医師へのクレームと対策　日常業務…5

コンサルトや検査オーダーのお願いは医師同士で直接連絡を取ってほしい

クレームの背景

忙しい外来の中で，新患や，新しい愁訴をもってやってきた患者さんに対して，検査を緊急でオーダーしたり，他科へのコンサルトを当日にお願いしたい場合があります．こういうとき，クラークや看護師に押し付けてお願いと交渉をさせて，自分は知らん振りする医師がいるようです．コメディカルは間に入って八つ当たりや文句の矢面に立たされることもあるようです．

ここがいけない！

- 依頼をコメディカルに押しつけてはいけません．
 外来の忙しいなか，席を中座してまでものを頼みに行くのは難しいということはあるでしょうし，コンサルトしなければならない相手が苦手，という場合もあるかもしれません．でも，必要があって依頼する訳ですから，お互いが気持ちよくできるように工夫する方がよいと思います．この「お互い」のなかには，もちろん調整の矢面に立たされるコメディカルも入っています．
- コンサルト用紙1枚では，依頼を受ける側は不快です．
 コンサルト用紙1枚では，修飾語をどんなに馬鹿丁寧にしても突きつけられた側の不快感を軽減することにはなりません．

どうしたら良いのか

●依頼するときは直接出向く，直接電話する

　まず，受ける側としては，自分が逆の立場になることを考え，コンサルトは最大限受け付けます．
　コンサルトを依頼する場合，直接出向くか少なくとも電話連絡でその担当医師にお願いしましょう．その際に患者さんの問題点などの共有が可能になるのです．
　コンサルトの予約，直接の医師同士の話し合い，連絡を綿密に．

3章　呉越同舟！？ コメディカルから医師へのクレームと対策　日常業務…6

逆紹介の手順や基準を理解しているのでしょうか？（「診病」連携の勧め）

コメディカルより
外来患者さんの数がどんどん膨れ上がっている原因の1つに，病診連携がうまくいっていない，という点があると思います．医師からの指示があれば，コメディカルの側で外来紹介の当初から，積極的に逆紹介や元のクリニックに戻る，という点をきめ細かく患者さんにご説明するなどの対応がとれます．

ここがいけない！
- 病診連携が外来の混雑を解消する一案と認識しないといけません．コメディカルは，混雑し患者さんの不満が渦巻いている外来診療について，ある意味医師よりもずっと真剣に考えている印象を受けます．結局大病院であればあるほど，医師の側は，システムに単に乗っかって専門診療をしてあげている，という感覚から抜け出せない，ということなのでしょうか．

どうしたら良いのか

　一番大きな問題は外来の混雑であり，これに対してはさまざまな面からのアプローチで問題に対応していくことが必要であると思います．その中の1つが「紹介，逆紹介の賢い利用」であるといえます．

　地域中核病院や急性期病院には重症患者さんの紹介先，入院先，特殊検査の依頼先として多くの周辺クリニックからの依頼が来ます．ただし，これらの患者さんをそのまま抱え込んでしまって忙しい忙しいと言っても，自分の怠慢を棚に上げている的外れな不満として一笑に付される可能性があるといえます．

　「診病」連携，としたのは，医療機関の単位は診療所から出発する，という考え方が重要であると強調したかったためです．勤務医は，診療所の医師とまめに連絡をとりつつ診療所に患者さんを「お返しする」ことを常日頃から考えておくべきなのです．

　まめに連絡をとるというのは，周辺のクリニックの先生方と日ごろから勉強会やメールなどでやりとりを継続するということです．

● 予習で紹介できる患者さんを抽出しておく

　予習では，安定期にある患者さんや，高血圧のみ，経口剤のみなど治療のコントロールがついている患者さんを抽出しておき，紹介状を記載します．

● **はじめから患者さんに紹介・逆紹介の可能性を伝えておく**

　患者さんには，受診当初から，「連携クリニック」に病状が安定したり，検査が終わったら紹介，逆紹介をするということを医師，コメディカルが常日頃から説明しておきます．

　連携先クリニックについては「地域のクリニックで信頼できる先生と提携しています．そのようなクリニックに病状が安定したらご紹介しますが，何かあればすぐにこちらで引き続き検査や治療を受けることができる」と説明するとよいでしょう．

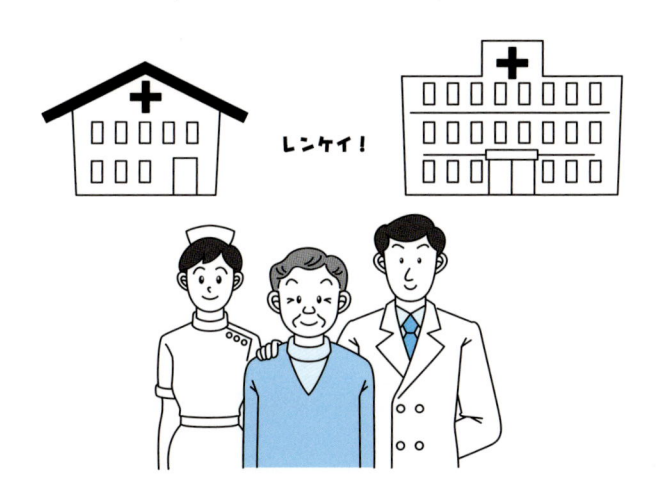

3章 呉越同舟！？ コメディカルから医師へのクレームと対策　日常業務…7

患者さんへの病状説明や病名告知の際にはコメディカルも同席させてほしい

コメディカルより

外来での診察終了後に，泣いていたり，怒っていたりと感情的になっている患者さんに対して，どのように声をかけていいのかわからないことがあります．診察中に医師と患者さんの間にどのようなことが生じたのかわからないためです．私たちのフォローとしての言葉が，かえって不信や怒りを増幅させたりすることもあります．ですから，告知や病状説明には看護師も同席させてください．

ここがいけない！

- 患者さんは医師ではなくコメディカルに率直に話す傾向があることを知らないといけません．
 問題は簡単ではありません．医師の前ではわかっていなくても「はいはい」と言っておいて，後で受付でいろいろわからなかったことを聞いたり，クレームをつけたり，場合によっては文句を言う患者さんもなかにはいるようです．実は，これらに対してコメディカルがその場その場で対応してくれているのです．
 その場合，注意すべきなのは，医師の側から看護師に対して連絡や申し送りがないと，そうした補完的な関係や心遣いがかえってあだになる場合もありうるということなのです．

どうしたら良いのか？

● 積極的にコメディカルに同席してもらう

　診察，告知，病状説明の際には，積極的にコメディカル，特に看護師に同席してもらいましょう．これは外来ブースを出た後も含めての継続的なフォロー，ケアを可能にする，情報の共有のためにきわめて重要です．つまり，コメディカルを同席させることで，より十分に告知や説明内容，患者さんおよび家族の反応などについて配慮することができるようになる，ということなのです．

3章 呉越同舟！？ コメディカルから医師へのクレームと対策　日常業務…8

検査の説明や準備，同意書・注意点の説明に時間と手間がかかります

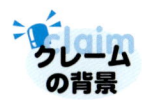

クレームの背景

内視鏡検査など，準備が煩雑で注意点が多い項目はその説明に大変時間がかかります．たとえば大腸内視鏡が年間1,800例程度行われている病院では1日平均8〜10例前後行われていることになり，それと同数の準備説明が必要ということになります．

ここがいけない！

- 患者さんが疑問点をきちんと質問できていないかもしれません．実は当院ではこれら検査の説明を外来で行っていました．人手が足らずに内視鏡検査部門での説明ができないためです．外来のごった返したところでそのつどコメディカルに説明してもらっていますが，十分内容が把握されているのか，プライバシーがなくあわただしいなかで患者さんの側は聞きたいことも聞けていないのではないか，と心配になります．患者さんの側のみならず，コメディカルにとってもこの検査説明は非常に負担になっていることがわかりました．

どうしたら良いのか？

以下のような，工夫をあげておきます．ほかにもいろいろ工夫している施設があると思います．

●ビデオブースで説明する

ビデオブースを作り，流れはビデオで把握してもらう．あるいはわかりやすい説明書を読んでもらう．そのうえで質問を受け付けて，不明な点について担当がピンポイントに説明する．

●薬剤チェックや検査説明のカウンターを設置する

デパートのお歳暮コーナーのように，薬剤チェックカウンター，検査説明カウンターを設置し，それらの重要な情報はそこで説明してもらい，把握してもらうようにする．

●全病院的な立場から見直す

「DPCが本格的に導入されると検査や処置の比率が大きくなります．ということは，それらの施設では薬剤や検査の説明により長い時間がかかるということです」というコメディカルの意見も寄せられています．これは非常に重要な点で，今後は，ワークロードが増加することがあらかじめわかっている項目については，全病院的な立場からの動線，理解度，プライバシーなどの質的な内容を含めた見直しが必要になることでしょう．

3章 呉越同舟！？ コメディカルから医師へのクレームと対策　日常業務…9

廊下を歩きながら携帯で話している患者情報がとても気になります

コメディカルより

ちょっとした会話が患者さんに聞かれています．携帯電話の普及で患者情報が無配慮に廊下で語られることはもちろん，ただでさえ不安な検査前や病状説明でがんが告知された後などに趣味の話やけたたましい笑い声，無駄口が患者さんに聞こえたときの不愉快さは想像以上だと思います．

ここがいけない！

- 患者さんに遭遇する可能性や守秘義務を考慮しないといけません．
携帯電話が普及した現在では，廊下や外来の待合室などで電話を通して患者情報を話してしまうことがあります．これは周囲に聞こえている可能性が高く，余計な詮索，誤解，などを生むみますし，何よりも患者情報の管理に甘い，という印象を他の患者さんや家族に与えかねません．
- 患者さんやご家族の心情を察しないといけません．
また，医療スタッフ同士が何気なくする会話も，それを廊下や検査室，外来などですると，苦痛を我慢している人，がんの告知や他の深刻な説明を受けた人やその家族などがいる場所での会話となる訳です．必要以上に陰鬱に，黙っておく必要はありませんが，おめでたい席や演芸場の感覚とは異なる慎重な配慮が必要になることは言うまでもありません．

どうしたら良いのか？

● 患者さんの視点に立って行動しましょう

　コメディカルは，医療スタッフのなかで一番濃厚に患者さんと接する人たちです．それだけに，他の医療スタッフに対する「気になる点」には患者さんの視点に立ったものも多いと言えます．

　これに関連する項目は，患者さんからのクレームにもありました．「受付カウンターの前に人が集まりすぎ，プライバシーが守られないにもかかわらず，そこで血圧や身長，体重を大声で読み上げられたり，来院理由を大声で聞かれるのが苦痛です」などがあります（2章29参照）．

3章 呉越同舟！？ コメディカルから医師へのクレームと対策　時間 …10

診察可能な人数を予約枠に入れてください

コメディカルより
ある日の外来では，9:00～9:30の30分の枠に10人の予約が入っていました．基本的に時間内で診きれる人数ではありません．

医師より
外来患者さんは「とにかく朝一番でお願いします」と希望される場合が多く，「9時の枠はすでに一杯で私にはどうしようもできません」と言っても，「先生自身の枠は先生が人数を超えて予約できると聞いています」と返されてしまうと，結局無理に予約を入れたうえで「この時間は待つことを覚悟してください」と伝えて，毎回の診療にあたっているのが実情です．

ここがいけない！
確かに，外来は過剰勤務の最たるところで，個々の患者さんの診療をきちんとしようとすればするほど，結局1人あたりの診療時間は延長し，結果として外来の予約は膨れ上がるということになります．ここではもう少し別の観点で考えてみましょう．
- 自分の「患者さん」リストをいつでも把握でき，その総数をチェックできるか？
- その患者さんリストで，単なる高血圧だけの方や，コントロールのついた糖尿病の方，逆紹介，連携クリニックへの紹介が可能な方はどのくらいいるのか把握しているか？
- 少なくとも月曜日にはその週の自分の患者さんの外来人数を把握しているか？

このような点を具体的に意識することが重要です．行き当たりばったりが一番禁物です．

どうしたら良いのか？

● **米国での外来診療**

米国での診療の際には，通常の専門外来での患者さんのreturn visit（再診）は通常3カ月でした．ワークアップが済んでいない，電解質のフォローが必要，などの患者さんは，一般内科のクリニックに協力を依頼するか，専門看護師の外来に回すか，後は電話によるフォローアップが中心でした．
実は米国でも内科一般のフォロー間隔についてのコンセンサスはありませ

ん．すべての患者さんの外来が1カ月1回である必要は全くないわけです．

● **再診期間3カ月と地域連携の活用**

あえて，外来フォローの基本は3カ月とし，その分，逆紹介や紹介について当初よりコメディカルとも連携し患者さんに理解を得ておくようにしましょう．連携クリニックと紹介病院との関係をその利点（提携しており，何か必要なときは入院できるし，必要な検査は受けられる，などの点を強調しておく）を中心に毎回の外来において説明しておく訳です（3章6参照）．

● **電話連絡の時間をつくる**

さらに，電話での相談や，不安の多い患者さんには定期的な電話連絡や，メールでのやり取り，さらにはオープンの電話対応時間を自分なりに決めておくのも一考です．ちなみに私は外来の予習に当てる月曜日の夜か比較的時間の余裕がある金曜日の夜に，患者さんからの電話を受け付け，また気になる患者さんの電話連絡時間としています．

・自分の外来患者さんのリスト，人数の把握
・予習と電話攻勢
・外来再診期間基本3カ月
・地域連携の積極的な利用

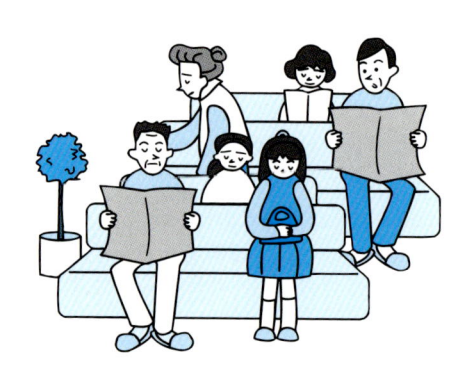

3章 呉越同舟！？ コメディカルから医師へのクレームと対策　時間 … 11

コール診をやめてほしいです

コメディカルより

医師本来の外来枠外で診療予約することを「枠外診療」と呼んだり，「コール診」と呼んだりしますが，これがコメディカルたちにとって大きな負担と悩みの種であるようです．
医師の側としては，少しでも混雑する外来日を避けて予約を入れてあげよう，少しでも早く検査結果をお伝えしよう，などと患者さんのことを考えてコール診としていることが多いのですが，患者さんにとっては「結局待たされる，ありあわせのブースでばたばたと診察される」，などとあまり気持ちのいいものでないという意見があります．また，コメディカルからは「スペースの確保が困難だし，コール診にしながらそれを忘れて出張してしまった医師の代診の確保も困難．自分でコール診の時間を指定しておいて，電話でコールすると，検査や回診で忙しい，と文句を言われる」などのコメントが多くみられました．やむを得ぬ事情もあるでしょうが，総合的に見るとあまりいい方法ではないようです．

ここがいけない！

- 長い待ち時間の温床になり，コメディカルに不満がぶつけられます．
  コール診の患者さんの待ち時間も外来日の患者さんの待ち時間とほとんど変わらず，矢面に立つコメディカルが結局怒りやイライラを正面から受けることになります．
- 診療スペースが不足しています．
  また，外来ブースは限られており，曜日によっては診療スペースの確保も大変で，これがまたコメディカルの悩みの種のようです．

どうしたら良いのか？

現状の外来診療を考えると，抜本的な解決法というのは難しいですが，以下のような点をあげておきます．

● 事前に決めて，コメディカルに伝えておく

特定医師のコール診について，予約可能な時間，曜日をあらかじめ決めておきます．
オーダーの場合には必ずコメントを電子カルテに入力して，予習した際に時間帯とその日のコール診の人数を確認して対応．クラークや看護師にあらかじめコール診の人数，時間を伝えておき，スペースについても相談しておきます．

3章　呉越同舟！？ コメディカルから医師へのクレームと対策　時間 …12

開始時間，予約時間など**患者さんと約束した時間を厳守**してほしい

コメディカルより

外来診療がたとえば9時からとなっているのに，その時間になっても担当医が来ないことが多いです．診療が始まらず，早朝から来て待っている患者さんは，先生に直接文句を言うことは少なく，たいていはクラークや看護師といったコメディカルに八つ当たりされます．

ここがいけない！

- 医師も時間を守れるように業務の時間配分をしなくてはいけません．確かに病棟での業務や，患者さんの急変などで時間を守れない状況となる可能性はいつもあると思います．しかし，医師を待つ外来のクラークや看護師などのスタッフ，そして何より患者さんは時間を守って，待っているのです．

どうしたら良いのか

●予習で外来前の業務を管理する

ここも，予習でできるものは予習で対応しましょう．週の初めに外来患者さん予約は何人かを確認し，外来日当日朝の患者さん家族への病状説明，化学療法の初日の設定，前日の当直予定，などといったことは極力避けるようにします．いわば，「ばたばたすることがわかっている作業は入れない」ということです．

チクタク…
　チクタク…

3章 呉越同舟！？ コメディカルから医師へのクレームと対策 　時間　…13

待ち時間が長くて診察室の前で待てず，どこかへ行ってしまう患者さんが多いんです

クレームの背景

自分を担当する医師診察室の前で待てない患者さんが多くいます．ほかの医師の患者さんもひしめいている外来ブースの前で待っていられない人もいます．

ここがいけない！

・待ち時間が長い

これは個々の医師やコメディカルではどうにもならない問題も含んでいるのかもしれませんが，待ち時間の問題はコメディカルから，患者さんからともに出てくるクレームの中でもかなりの頻度を占めますので，あえてここで書いておこうと思います．

もちろんその週の自分の外来について予習しておくことで，当日，最も混雑する時間帯の把握と，それに向けての対策などを考えることはできるかもしれません．

どうしたら良いのか？

● ディズニーランド方式で待ち時間を飽きさせない

「ディズニーランド方式」を病院や外来担当に考慮していただくというのはどうでしょうか？

ディズニーランドに行ったことのある方なら記憶にあるとも思いますが，いつも満員のディズニーランドはたくさんの入場者のためにアトラクションによってはかなり待たされます．たとえば，トゥーンタウンにあるミッキーマウスの自宅へ行き，彼に会おうとしたら，相当の待ちは覚悟しないといけないでしょう．ただ，その過程で，ここではさまざまな工夫がされているのに気づきます．

ミッキーに会うまでには彼の自宅内を迷路のようにぐるぐると移動し続け，決してひとところに長く立ち止まった状態になることはありません．その途中には必ず何らかの鑑賞に堪えられるミッキー関連のグッズが置いてあります．細かなもの，たとえばテレビや，井戸を巻き上げるウインチなどはおもちゃではない，本物が使ってあったりします．アトラクションによっては，ある一定のお客の集団（人数にして20～30人程度）を束ねて連れて行く場合もあります．外来ならばさしずめ「9時台の患者さん様ご一行様」ということになるのでしょうか．

このようなwaitingにおける動線と待ち時間の不快さを少しでもなくそうと

いう意識は，米国での外来スペースにもありました．Yale大学の関連病院であるVA Connecticut Healthcare Center（コネチカット州在郷軍人病院）では，入り口を過ぎると待合室スペースが一見無意味に随所にみられます．しかもそれらは1つ1つがホテルのロビーのような落ち着きをもっており，そこには，テレビはもちろん図書やインターネット，ビリヤード台などまで置いてあります．訪れた患者さんは一カ所にじっと待つのではなく，最後の外来本番に至るまでにいくつかのスペースを移動していくようにして，その間に異なる資料や情報が吸収できるようにする工夫でありました．

　スペースが狭い点がネックであるのならば，呼び出し機能に音楽，落語，ニュース，ラジオ番組などの複数チャンネルを選択できる機能のついたポケットラジオのようなツールを病院で準備し，それを患者さんに渡して，たとえば診療時間が迫ってきたら，連絡できたり，自分の好みのBGMをイヤホンで聴けたり，というのはいかがでしょうか．このようなサービスを実際に始めている病院もあると聞きます．

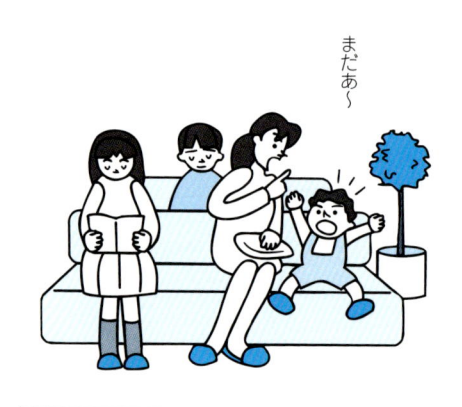

3章 呉越同舟！？ コメディカルから医師へのクレームと対策　時間 …14

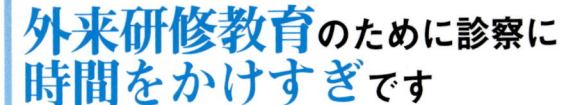

外来研修教育のために診察に時間をかけすぎです

コメディカルより

外来研修教育は素晴らしいのですが，一言「研修病院ですので」とお断りしただけで，だらだら患者さんを引きずっていいのでしょうか．指導医は患者さんの個別のフォローアップをもれなく行っているのでしょうか．

1人の患者さんに研修医の診察，問診に20分，その後，ディスカッションがあり，その間ずっと患者さんは待たされます．そして，指導医が出てきて，さらに診察，また別室へ出ていってその間また患者さんは待たされます．やっとプランが立ったと思ったら，これから検査とレントゲンとなります．医師たちには本当に診療の対象，お客であるということを考えているのでしょうか．

ここがいけない！

この点についてはコメディカルだけでなく，実は医師のなかでも同様の懸念が出ていました．新臨床研修システムの中，新患外来での研修医に対する指導の重要性は非常に大きくなっています．外来指導についての論文やパンフレットなどを目にする機会も多くなってきました．新患外来での外来診療教育については，さまざまな形で成書や特集で語られていますので，ここでは述べませんが，この新患外来をコメディカルが非常に問題視しているようです．

そのほかにも確かに，カルテチェック，その後のディスカッション，フォローアップについての時間と場所はどうするのかなど，問題は山積しています．

どうしたら良いのか？

● **指導医は患者さんに目を配ること**

結局教育の名のもと，患者さん1人1人に十分目が届かなくなる可能性があることに注意する必要があります．

● **指導法に広がりや発展をもたせること**

よく言われる教育法も重要でしょうが，もっと実務的な側面，つまり指導医とディスカッションする時間のとり方などといった方法論の確立が必要ではないでしょうか．

3章　呉越同舟！？ コメディカルから医師へのクレームと対策　時間 …15

何でこんなに忙しいのでしょうか

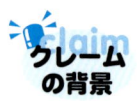

クレームの背景

明らかに施設のキャパシティをはるかに超えた患者数を抱え込んでいるという現実は，日本の医療制度の歪みと言えなくもありません．さらに，実際には理不尽・不可解な検査オーダーもかなりの数あり，その都度，オーダー医師には，「検査には 1 時間以上かかります」と申し上げても，「必要だから，やって」の一言で済まされてしまいます．検査を待たれている患者さんには，待ち時間などを説明に伺いますが，怒りをぶつけられるのは現場にいるコメディカルです．

ここがいけない！

結局，外来や病棟での日常的な超過勤務で疲弊しきった医師はじめコメディカルの現状を見ると，やはり根本的な問題点は，システムの問題による，医療者 1 人あたりの負担が明らかに他の諸外国と比較しても重すぎること，という単純な側面もあります．難しい問題です．

どうしたら良いのか

　　問題は簡単ではありません．予習したり，自分で自分の医療クラークの仕事も引き受けることで，少しでも自分の業務の無駄をなくすしかないのでしょうが，これだけでは十分ではないでしょう．
　　米国の医療制度や教育法は，確かに優れている点もあります．ただ，システムを評価する際には必ず欠点もきちんと把握できていないといけません．個々人にとっての米国臨床留学や制度としての米国型医療制度の導入は，あくまでその結果が何らかの形でわが国の現状をよりよいものにすることがその出発点にあるべきです．昨今の論調の中で欠落しがちな点は，まず，総論として，他国の医療制度を範とする場合，それがわが国における医療制度として，本当に受け入れられ，根付いていくのかという点です．そして，各論としては，日本の医療の現場を勉強せずに米国だけで臨床研修を受けた先生方が，帰ってきていきなり指導医や中核スタッフになることの問題点です．米国のみで医師人生を終えるというのならよいですが，結局日本に帰ってくるということならば，まずきちんと日本で臨床研修を積み，日本の現状を正しく認識したうえで，ツールとしての米国型医療を利用する，という発想であるべきなのではないでしょうか．

Column

人間ドック，住民検診の勧め

　患者さんのなかには，「外来通院しているから全部診てもらっている」と考えている人も少なくありません．しかし，実際には，たとえば，高血圧だけフォローしている患者さんにたまたま大腸がんが見つかってしまった，などということがないとも限りません．

　このようなことへの対策として，1つには3カ月に1度，Review of systemsをチェックしていく，という方法があります．もう1つは，患者さんに「人間ドック」，「住民健診」を有効に利用してもらうことです．もちろん，これらの方法で完璧に疾病の早期発見が可能というわけではないことは，常日頃から患者さんに伝えておくべきです．

　ある検診項目が，無症候の人を対象としたスクリーニング検査での項目として意義があるためには以下のような条件があげられます．
- ・対象疾患が重大で頻度が高く社会的影響が大である
- ・感度特異度がよく，安全で苦痛が少なく，費用が低廉である
- ・発見時に予後を改善させられる介入が可能である

「新たながん検診手法の有効性の評価」[1]によれば，有効とされる人間ドック項目は以下のようになります．
- ・胃X線検査（症例対照研究）
- ・子宮頸がんへの細胞診（症例対照研究，コホート）
- ・乳がんに対する視触診とマンモグラフィ（無作為化臨床試験）
- ・胸部X線＋喀痰細胞診（症例対照研究）
- ・便鮮血検査（無作為化臨床試験）
- ・肝炎ウイルスキャリア検査（無作為化臨床試験）

　外来でのリスク分散と効率性の維持の観点からも，上記項目をはじめとする人間ドックは，その活用がさらに検討されるべきです．ただし，上記項目のうちいくつかについてはその有効性に関する議論に結論が十分出ていないものもありますし，真の有効性を厳密に評価する方法についての正しい認識が重要であることは言をまちません．

　有効性の評価の際に注意すべき点に，lead time biasとlength biasがあります[2]．
- ・Lead time bias：検診により疾患を早期に発見すると，その分治療効果がなくても診断後の余命が長くなってしまうこと
- ・Length bias：検診で発見されるがんは，そうでないがんより進行が緩やかながんであることが多く，検診発見症例の予後がよく見えてしまうこと

　上記項目の有効性について，米国での検討があります．US Preventive Service Task Forceが定期健康診断や日常生活指導の利用に関する診療ガイドライン[3]を示しています．これによると推奨される予防的処置（検診項目）として意味をもつものは下記とされています．

●成人男性
- ・腹部大動脈瘤スクリーニング　→ 65～75歳喫煙経験者に対する腹部エコーでの単回スクリーニング
- ・アルコール多飲スクリーニング
- ・心血管系イベント予防のための一時予防としてのアスピリン　→ CADハイリスクの人

・大腸がん検診スクリーニング　→ 50歳以上
　　・DMスクリーニング　　　　　　→ 高血圧か脂質異常症の患者さん
　　・高血圧スクリーニング
　　・脂質異常症スクリーニング
　　・男性35歳以上、総コレステロールとHDL
　　・肥満スクリーニング
　　・禁煙スクリーニング
●成人女性
　　・骨粗鬆症スクリーニング　　　→ 65歳以上か60歳以上のリスクのある人
　　・乳がんスクリーニング　　　　→ 40歳以上の女性のマンモグラフィー1〜2
　　　　　　　　　　　　　　　　　　年ごと
　　・子宮頸がんスクリーニング　　→ sexually activeで術後などのために子宮
　　　　　　　　　　　　　　　　　　頸部がない人以外
　　・クラミジア感染スクリーニング→ 25歳以下でsexually activeか無症候でも
　　　　　　　　　　　　　　　　　　リスクのある人
　　・大腸がん検診スクリーニング　→ 50歳以上
　　・DMスクリーニング　　　　　　→ 高血圧か脂質異常症の患者さん
　　・高血圧スクリーニング
　　・脂質異常症スクリーニング　　→ 女性45歳以上，総コレステロールとHDL
　　・肥満スクリーニング
　　・禁煙スクリーニング

文献

1）久道茂, 他：「がん検診の適正化に関する調査研究事業　新たながん検診手法の有効性の評価報告書」．（日本公衆衛生協会），東北大学大学院医学研究科社会医学講座公衆衛生学分野, 2001
2）Fletcher, R. H., 他：「臨床疫学－EBM実践のための必須知識」．（福井次矢，監訳），医学書院MYW, 1999
3）USPSTF : Guide to clinical preventive services. 2007
　　http://www.ahrq.gov/clinic/pocketgd07/index.html

　コメディカルの皆さんは，医師よりも圧倒的に長く患者さんと接します．そのなかで，医師と患者さんとの間の板ばさみになったり，不満や感情の捌け口になったりすることもあるようです．
　本章の各項は，プライバシーへの配慮はいたしましたが，いずれも実際にさまざまな医療機関から寄せられた「生の悲鳴」です．「どうしたらいいのか」という形で解決の手がかりを示してはいますが，残念ながら簡単ではない場合が多いのも事実です．筆者としては，本章が医療現場のさまざまな問題点解決の一助になれば，と考えています．

4章 艱難辛苦！？外来診療でよくあるエピソードと対策　状況……1

怒っている患者さんへの対応

困った状況
待合室はごったがえしている．2時間以上待たされている患者さんが受付の看護師に抗議．「もうこんな病院には来ない」と患者さんが帰ろうとしていますという看護師からの報告．すると，家族も含め憤慨して診察室へ入ってきた．医師は，少しびくびくしながら「今日はどうしたの」と問診を開始した．

ここがいけない！
・恐れおののいて謝罪をしていません．
・受付時におおよその待ち時間を知らせていません．

どうしたら良いのか？

● 怒りをすべて表出してもらう

落ち着いて対応し，恐れていてはいけません．患者さんは，本当に怒っているのではなく，医師の対応を確かめているのです．まずは患者さんに時間を与え，怒りをすべて表出してもらってください．怒っている理由が明らかであれば聞く必要はありませんが，そうでなければ理由を聞きます．

● はじめに謝罪

そして，必ずはじめに"謝罪"ありきです．「申し訳ございません」とまずは頭を下げ，あなたがその怒りを理解していることを伝えましょう．また，相手の怒りの内容をくり返すのも効果的です．例えば「そうでしたか．2時間もお待たせしてしまったのですね．申し訳ございません」．

● 受付時に待ち時間を知らせる

また，受付時におおよその待ち時間を知らせ，途中さらに待ち時間が伸びたのならその都度知らせるようにしましょう（例："1時間以上お待ちでしたらお知らせください"と受付に案内掲示があってもよいでしょう）．

● 対応例

上記患者さんの例では，「お持たせして申し訳ございませんでした．今日はクリニックが大変混雑しておりまして，たくさんの患者さんがお待ちで，大変ご迷惑をおかけしました」に加え，「お待たせした分，しっかりと拝見させていただきます．今日はいかがいたしましたか？」と次は"あなた"に集中して診療を行うことを伝えましょう．

"たとえ医師に落ち度がなく患者さんが間違っていると感じても"患者さんがすべて"です．まずは謝罪します"

4章 艱難辛苦！？外来診療でよくあるエピソードと対策　状況……2

泣いている患者さんへの対応

episode 困った状況

がんやその他の病気の告知，患者さんが今まで誰にも話せなかった問題などの表出時など，悲しみがわっと出て診療中（あるいはムンテラ中）に患者さん（または家族）が泣いている．医師は今までと変わらずコンピュータ上のカルテを凝視して，ときおり次の患者さんも待っているので時計に目をやっている．

ここがいけない！

- アイコンタクト，うなずき，共感を表現せず，コンピュータをずっと見ています．
- 患者さんが悲しみを十分表出し，それに対処するための十分な時間を与えていません．

どうしたら良いのか

●十分な時間を与える

すべての感情を出してもらうのに十分な時間を与えましょう．患者さんが泣いている間，静かに待ち，診察室にあるティッシュをそっと差し出してあげます（悲しい内容，ショックな内容をムンテラするときには必ず部屋にティッシュを用意しておく！）．

●共感を示す

その間，患者さんは医師の表情も観察しており，共感する表情で適度なアイコンタクトを保ち，"うなずき"など理解している表情を示すようにします．もちろんコンピュータ画面を見ているなんて言語道断です．一呼吸おいてから患者さんの肩や腕にそっと手をおいて，患者さんに共感し「他に心配なことはございますか？」と話します．

●決して急がない

時間をたっぷりとってください．時計を見たり，決して急いでいる素振りをしてはいけません．患者さんの泣く時間は限られています．このようにしっかり対応しておけば，その後さらに必要な問診・診察を続けることができます．

　　　"悲しみにある患者さんに共感し，患者さんに十分な時間を与えましょう"

4章　艱難辛苦！？外来診療でよくあるエピソードと対策　状況……3

心配している患者さんへの対応

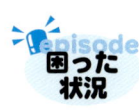

困った状況

70歳男性，近医からの紹介状には"「肺がん精査願い」，単純X線にて異常陰影"とある．患者さんは来院するも「もう検査は怖いから，おれはがんだからいいや」とさらなる検査を拒否．研修医は「がんかもしれないので検査をやった方がいいと思うけどね」と言った．

ここがいけない！

・何が心配なのか，怖いのか具体的に聞き出していません．
・心配事に対する説明をしていません．

どうしたら良いのか？

● 何がどう心配なのか，1つ1つ解決する

　何か心配事はあるか，心配がある場合，具体的に何がどう心配なのか話を聞きましょう．心配事を明らかにしたら，十分な説明を行い安心してもらうことが大切です．

　上記患者さんは近医にて「がんであるかもしれないので精密検査をしましょう」と説明を受け"自分はがんである"と思いこみ，がん＝死という恐怖心抱いていました．さらに検査時の苦痛など今後の評価・治療に関しても不安を抱いているのです．

　このような事例は日常診療でよく経験されることで，可能性は低いけれども何気なく医師が言った診断名が，患者さんの頭の中で一人歩きすることがあります．「念のために〇〇（例：HIV・HCV検査）の検査をしましょうね」と言ったつもりでも，"HIV陽性で自分はAIDSじゃないか"，"HCV陽性で自分は肝硬変・肝がんになるのだ"，といったように不安を強く抱き，ひどい場合には自殺してしまう怖い症例もあるようです．

● 対応例

　上記患者さんでは，「まずX線異常陰影だからといってがんであると決まった訳ではなく，ほとんどの場合心配ありません」と安心していただきましょう．さらに付け加えて，「精密検査をして，たとえがんが見つかったとしても，早期発見できれば治療も十分行え，完治する可能性が高いので，早く必要な検査を行いましょう」といった説明も行う必要があります．

　"患者さんの心配事を明らかにし，1つ1つにつき十分説明を行い解決しましょう"

4章 艱難辛苦!? 外来診療でよくあるエピソードと対策　状況……4

痛がっている患者さんへの対応

困った状況

ある日の冬の救急センターでの夜当直．右下腹部痛を主訴に診察室にストレッチャーで横になっている高校生を診察した．他の患者さんも待っており急がなければならない．医師は少し冷たい手で右下腹部目がけて「ここが痛い？」とギュっと押して，圧痛を誘発していた．患者さんは目に涙をうかべながら痛みをこらえていた．

ここがいけない！

- 冷たい手で痛い部位をギュっと押しています．
- 痛みで苦しんでいる患者さんへの思いやりがありません．
- 診察の重要性の説明がありません．
- 安心させる言葉がありません．

どうしたら良いのか？

● 思いやり・共感を示す

まずは「これは痛いね，本当に大変だったね」など痛みに対する"思いやり"，"共感"を示すようにします．診察台に横になっている状況などでは「何かもっと（痛みが）楽になるためにお手伝いできることはありますか？」と患者さんに聞いてもよいでしょう．

● 痛みを伴う診察・手技は最小限に

診断に絶対に必要な場合を除き，痛みを誘発する診察・手技を何度もくり返すことは避けましょう．ただし，急性虫垂炎を疑ったときの腹部診察のように痛みを誘発する診察をくり返すこともあります．このような場合には必ず患者さんに「お腹を押すと痛みがまた出てしまうかもしれませんが，病気が何であるか早く診断するのに，どこを押すと痛みが出るかが非常に重要なので，ごめんなさい．診断を早くつけて，痛みをとる治療を早く行えるようにしましょう」と診察の重要性を十分説明するようにしましょう．また，「痛みが最小限になるよう優しく，短時間で済むよう診察しますので安心してください」と少しでも患者さんの不安や恐怖をとってあげましょう．そして，右下腹部が痛いのであれば，上腹部から下腹部へ，軽くから深く押し，左から右へと"**痛い部位は最後に**"という基本も忘れてはいけません．

"**痛みで苦しんでいる患者さんを思いやり，痛みが最小限になるよう，痛い部位は最後に診察し，そして診察をする理由などの説明も忘れてはいけません**"

質問に答えない，ある診察や治療を拒否する患者さんへの対応

4章　艱難辛苦！？外来診療でよくあるエピソードと対策　状況……5

困った状況 episode
膀胱がんの既往があり緩解している80歳男性．研修医の定期外来にて血尿がみられ再発が疑われた．患者さんに泌尿器科外来の受診を勧めるも拒否．再発の危険も十分説明するがそれでも拒否．研修医は「がんが再発したら死んじゃうよ」と大きな声で患者さんに話している．

ここがいけない！
- 拒否している理由を聴取していません．
- 「がんが再発したら死んじゃうよ」と研修医自身"患者さんのことを思って言っているのに"と少しいらだっています．
- 医学的には理想である検査や治療が必ずしも患者さんの理想でないこともあります．
- 時間をかけて根気強くアプローチするのも大切．

どうしたら良いのか？

●質問や診察の必要性を説明する
まずは，その質問や診察がなぜ重要か説明し，患者さんに理解してもらいましょう．そして，それらが診断をつけるために，そして治療を開始するために必ず必要であることを説明します．

●拒否する理由を尋ねる
拒否している理由が心配や恐怖からきている場合もありますので，拒否している理由を尋ね，その理由を1つ1つ可能な限り解決し，安心させてあげることも役立ちます．

●どうしても拒否する場合，危険性や限界を説明し同意を得る
それでも拒否する場合には，患者さんにはそれを行わなかったときの危険や診断・治療の限界を説明し，同意を得ましょう．内容をカルテに記載することも忘れてはいけません．

●拒否されても敵対的にならないこと
ただし，拒否したからといって敵対的になってはいけません．拒否したことにより少ない情報になったとしても，最大限努力して診断・治療を行うこ

とを伝え可能な診察と検査を続けましょう．特に，慢性疾患（例：糖尿病，関節リウマチ）をもつ患者さんでは，新たな治療や検査に慎重になる傾向があるようです．次回診察時には患者さんの気持ちが変わるかもしれないので，根気よくアプローチしましょう．

● **対応例**

上記患者さんでは，1年前の膀胱がんの治療で何度も尿道カテーテルを挿入され疼痛が強く，また同じことが行われる恐怖から拒否していたことが判明しました．がんの再発の可能性，早期に診断することでの利点，カテーテル挿入は最小限にすること，など時間をかけてお話し，最終的には検査を受け入れていただくことができました．

"**拒否している理由を明らかにして解決する努力，ときには時間をかけて根気強いアプローチが必要である**"

Column

non verbalも大切に

毎日の忙しい診療のなか，自分は伝えたつもりでも患者さんには理解されず大事なことが伝わっていなかったという経験はありませんか？ 患者さんの理解できない医学用語の羅列などの言語の問題であったり，視線や声のトーンが合わなかったりなどの非言語の問題であったり原因はさまざまですが，「何を言ったか」ではなく「何が伝わったか？ どう受け止められたか」が大事なのです．メイラビアンの法則では，好意や反感などの態度や感情のコミュニケーションで伝わるもの（人が人を判断するもの）を図のように示しています．

ここでは，コミュニケーションで伝わるものとしてverbal（言語：全体の7％）も重要ですが，non-verbal（非言語：全体の93％）で伝わるものもより重要ということを示しています．私たちは存在すべてで人とかかわっており，コミュニケーションは私たちの在り方すべてが伝わっていくということを肝に銘じたいものです．

文献
1) Mehrabian, A.：Silent messages. Wadsworth, Belmont, 1971
2) Mehrabian, A.：「非言語コミュニケーション」．（西田司，他訳），聖文社，1986

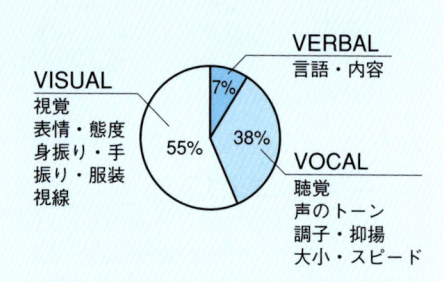

図　コミュニケーションで伝わるもの（メイラビアンの法則より）
文献1，2より．

VISUAL 視覚 表情・態度 身振り・手振り・服装 視線　55％
VERBAL 言語・内容　7％
VOCAL 聴覚 声のトーン 調子・抑揚 大小・スピード　38％

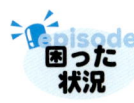

4章　艱難辛苦！？外来診療でよくあるエピソードと対策　状況……6

難聴のある患者さんへの対応

episode 困った状況

研修医が75歳男性をマスクをつけながら診察している．いつものようにコンピュータ画面に映る電子カルテに顔を向けながら問診を続けているが，問診に対する返答が悪いようだ．隣にいる家族が一言「耳が少し遠くてすみません」と．

ここがいけない！

- 患者さんの正面を向かず，コンピュータ画面を見ているだけで，ジェスチャーがありません．
- マスクをつけているため，唇の動きがわかりません．

どうしたら良いのか？

●正面に座る

患者さんの正面に座りましょう．あなたの唇の動きや表情・ジェスチャーを見て，患者さんは難聴による言葉の理解を補います．同じ音量でも患者さんの後ろから話すと理解はかなり落ちます．

●ゆっくり，はっきり，低音で

また，雑音が極力少ない静かな部屋で，ゆっくりとはっきりとした，少し低音の声でしゃべりましょう．そして，口をマスクなどで覆ってはいけません．マスクははずしてください．

●ジェスチャーを使う

大げさなぐらいジェスチャーも使いましょう．
もし片側のみ難聴があれば，難聴のない耳側の近くに座ってあげることも大切です．
"難聴患者さんでは，環境整備，正面を向き，言葉を補う唇の動き，ジェスチャーが重要です"

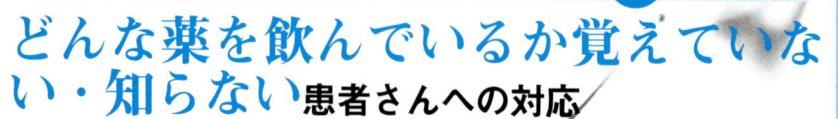

4章 艱難辛苦!? 外来診療でよくあるエピソードと対策　状況……… 7

どんな薬を飲んでいるか覚えていない・知らない患者さんへの対応

episode 困った状況

68歳男性，今まで近所の整形外科でフォローされていた関節リウマチを今後は診てもらいたいとのことで初診．少し胃部不快感があるとのこと．他院にて，糖尿病，高血圧は内科，白内障は眼科を受診中．ステロイドとボルタレンを飲んでいるが，それ以外の薬剤はよく覚えていないと言う．ひとまず血液検査をして，H_2ブロッカーとステロイド，ボルタレンを処方して帰ってもらった．

ここがいけない!

- 薬剤歴が不十分であるのにもかかわらず対処していません．
- 胃部不快感が薬剤による副作用の可能性があるのに評価せず，とりあえず薬剤を処方しています．

どうしたら良いのか

● 服用薬をすべてもってきてもらう

　内科，皮膚科，眼科，耳鼻科と多くの病院にかかっている高齢者によく遭遇します．それぞれの病院でもらっている薬剤名を覚えておらず，服用理由など理解がとぼしいことも多いです．この場合，次回外来時に服用しているすべての薬剤（市販薬・漢方薬も含み）と栄養剤をもってきてもらうようにしましょう．なかには漢方薬・栄養剤は自然なものであるという誤解から，薬剤ではないと考えている患者さんもいるので注意が必要です．残薬からどれくらい服用しているか，コンプライアンスを評価することもできます．

● 薬局で薬剤説明書類を渡す

　また，多くの薬局では行っていますが，大きくわかりやすい字で薬剤名，その効能と副作用が書いてある用紙を患者さんに渡すと効果的です．

● 薬剤の必要性・副作用を定期チェック

　米国のある研究では，65歳以上の高齢者の2/3が5～12種類の薬剤（市販薬も含め）を服用しているという報告がありました．さらに，8種類以上の薬剤を服用している場合，100％副作用があるという報告もあります．薬の副作用に対してさらに投薬し多剤になっていることも経験されるため，極力薬剤を減らすように，それぞれの薬剤の必要性，副作用について定期的に評価することも重要です．

　"薬剤チェック：すべての薬剤を次回外来時に持ってきてもらいましょう"

4章　艱難辛苦！？ 外来診療でよくあるエピソードと対策　倫理・守秘義務 … 8

性病患者さんが「私の性病を彼女に伝えないとまずいでしょうか？」

episode 困った状況

34歳男性，排尿時痛で1週間前に外来受診し今回フォローの外来．前回行った検査では，尿クラミジアトラコマティスPCR＋．クラミジア感染症は性行為で感染すること，治療が必要であることを説明し抗生物質を処方し診療を終えかけたとき，「私が性病であることを彼女に伝えないとまずいでしょうか？」との質問があった．

ここがいけない！

- ピンポン感染の危険について問診および説明を行っていません．
- 危険な性行為やコンドームの使用，今後の再感染，HIVなどの感染の危険など十分なカウンセリングが行われていません．

どうしたら良いのか？

どんな患者さんでもときには返答が一筋縄ではいかない質問をすることがあります．そのような質問に答えるときには以下の点に留意します．

1. 正直に答える．
2. 確定診断がついていないときには患者さんに最終診断を確定的に言わない．そのかわり，現在の印象，確定診断に担当医が必要であると思う診断学的検査について説明する．
3. 患者さんの質問・課題に1つ1つ答える．
4. まだ確定していない段階で，決して誤った過度の安心は与えない．
5. もし患者さんの質問に対する答えがわからないときは，わからないと正直に言うこともある．

●対応例

「伝えた方がいいと思います．あなたのご病気が彼女にすでに感染している可能性もありますし，もし感染しているならしっかり治療を行わないと不妊症の原因になったりすることもあります．最も重要なことはご病気が進行する前にあなたと彼女のお2人がしっかり検査を受け，必要なら十分な治療を行うことです．同時に治療を行うことで完治しますので，ぜひ彼女に受診いただくようお伝えください」

　　"患者さんを説得してパートナーにも受診を勧めるよう伝えてもらう"

4章　艱難辛苦！？外来診療でよくあるエピソードと対策　倫理・守秘義務 …9

DVを疑う患者さんが「なぜそんなことを聞くんですか？ 先生には関係ないでしょう」

困った状況

36歳女性，全身倦怠感で外来初診．四肢や背部などにあざがあり，ご主人からのDV（domestic violence，ドメスティックバイオレンス）が疑われた．「ご主人から暴力を受けていないですか？」と聞くと，患者さんは「なぜ先生はそんなことを聞くんですか？ 先生には関係ないでしょう」と言われた．

ここがいけない！

- DVは非常に敏感な問題であり，初診で患者さんとのしっかりとしたラポールを築く前にもかかわらず，前後の言葉に配慮せずに単刀直入に問診しています．

どうしたら良いのか？

● 対応例

「今日来院される勇気をおもちになったことに感謝します．こちらに今日受診されたことはご主人にはどんなことがあってもお話しません．もしよかったらもう少しお話しいただきたいのですが，もしかしたらあなたが家庭内で暴行を受けていないか，と心配になりました．あなたが安全な環境で，決して不当な暴力の犠牲にならないように願ってお話をお聞きしています」

● もしご主人とともに来られた場合

「女性特有のご病気などありますので，ご主人様少々待合室でお待ちいただいてもよろしいでしょうか？」とご主人に待合室で待っていただくよう配慮します．

● 解説　DVとは？

ドメステックバイオレンスとは同居関係にある配偶者や内縁関係やその他家族から受ける家庭内暴力のこと．身体的，精神的，性的虐待などさまざまな形があり，内閣府が2005年に行った「男女間における暴力に関する調査」によれば，全体の約26％が被害を受けています．被害内容としては「身体に対する暴行を受けた」，「恐怖を感じるような脅迫を受けた」，「性的な行為を強要された」が多く，その相談も年々増加しています．また，被害者の54％が「相手と離れて生活するために必要なお金がない」と答えており，経済状況など大変難しい問題もあります．

外傷を負わせるほどの暴行や精神疾患を患うほどの精神的苦痛を加えた場合は暴行罪や傷害罪の対象となることもあり，2001年10月からは「配偶者からの暴力の防止及び被害者の保護に関する法律」が施行されました．そして，2008年度に保護命令制度を拡充した法改正が行われ，被害者や子供に6カ月間近づくことを禁止する接近禁止命令や，自宅から2カ月間立ち退かせる退去命令などが盛り込まれました．

　配偶者暴力相談支援センターの設置が都道府県だけでなく市町村にも努力義務として課せられおり，各病院では，独自に警察へ通報するルートやアルゴリズムを作成しているところもあります．

Column

聴き方スキルアップ

ある街角での，親子の会話を紹介します．
例1：公園にて
　子供「ワンワンかわいいね」
　母　「だめよ，かまれるから！手を出さないで」
例2：信号待ちにて
　子供「信号赤だね？」
　母　「危ないわよ！車にぶつかるわよ！」
　例1，2ともに母親は子供の言葉を全く受け入れず一方的に注意しています．これでは子供の心の扉を開けません．聴き方の基本はまず相手とのラポール（調和・一致）を築くことからはじまります．同じ言葉をくり返すことによりある程度のラポールをもたらすことができます．
例えば，例1では，
　子供「ワンワンかわいいね」
　母　「ワンワンかわいいわね．柴犬かしら」
　一呼吸おいて
　　　「ワンワンはときどき怒ってお手てをがぶってかむことがあるから手は出さないでね」
例2では，
　子供「信号赤だね？」
　母　「信号赤だね．赤は止まれのしるしだから横断歩道の手前で待ちましょう」
　一呼吸おいて，車が通った後，
　　　「ほら，車が通るでしょ．車にぶつかったらあぶないからね」
　どうでしょうか．以下コミュニケーションを効果的に行う第一段階，"相手の存在を受け止める聴き方の5カ条"を参考にしてください．
　1．同じ言葉をくり返す
　2．集中的傾聴（話題，視線，姿勢，声のトーンを合わせる）
　3．途中で否定しない（面白いね．考えたね．いいよね，などの声をかける）
　4．うながす（それで？　それから？　他には？　その話もう少し聴かせて？　など）
　5．うなずく，相槌を打つ

4章 艱難辛苦！？外来診療でよくあるエピソードと対策　倫理・守秘義務　10

最近HIV陽性が判明した患者さんが「妻に伝えないとまずいかね？」

Episode 困った状況

26歳男性，発熱，けん怠感，頸部リンパ節腫脹にて外来受診しHIV陽性が判明．不特定多数の女性と性行為があり，「妻にこのことを伝えないとまずいかね？」と言った．研修医は，「奥様から感染した可能性もあるので，ぜひ伝えて検査されてください」と返答し診察を終えた．

ここがいけない！

- 妻（パートナー）へ伝えてもらうようカウンセリングを行うのは前提であるが，この場合「奥様から感染した」という必要はありません．
- 夫婦間の問題であり，患者さんが原因の場合には"パートナーから見捨てられる"という恐怖を抱いていることも考慮しカウンセリングする必要があります．

どうしたら良いのか？

● 対応例

「言いにくいお話であることは承知しております．ただ，お話いただくことで，奥様がもし感染していた場合には，十分な評価や治療を行うことができ，さらにあなたと協力して病気と闘っていくことができるようになるでしょう．また，感染していなければ，今後十分な予防を行うことも可能です．われわれ医師は患者さんの守秘義務があり，あなた以外には絶対にこのことをお話しませんのでご安心ください．いかがでしょうか」

● 患者さんがもしパートナーへの告知を拒否した場合

医師は，患者さんの守秘義務とパートナーに対する保護と警告の義務が葛藤し，倫理的ジレンマに陥ります．患者さんが心身の障害があり行動，意思決定が制限されてしまっている場合は例外です．HIV陽性患者さんはパートナーから見捨てられる，さらに社会的に差別され，居場所がなくなる恐怖をもっているともいわれています．

カウンセリングのポイントは，第一に社会的に差別され，居場所がなくなるという恐怖を克服するのをいかに助けるか，第二にパートナーに告知することがどれだけ患者さんにとって，そしてパートナーにとって重要で意味をもつことであるかを確信し理解してもらうことです．

専門病院ではカウンセラーを配置しているところもあるので利用してください．

4章 艱難辛苦！？外来診療でよくあるエピソードと対策　信念・行動 …11

高齢患者さんがインポテンツについて「年をとっただけだろうよ．俺の年ではみんなあるよ」

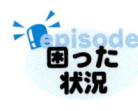

episode 困った状況

70歳男性，糖尿病，高血圧で近医外来フォロー中の患者さんが，インポテンツについてあなたの外来を受診．インポテンツのことを聞くと，「ただ年をとっただけだろうよ．こんなの俺の年ではみんなあるよ」と言った．あなたは「インポテンツに効果がある薬剤があるので処方しておきますね」と答えた．

ここがいけない！

- インポテンツの原因を考えず薬剤を処方しています．

どうしたら良いのか？

● 対応のポイント

- インポテンツの原因について，疾患や薬剤など年齢以外の可能性も考慮します．
- 原因を確認した後に，インポテンツ治療薬の投与可否を決める旨をお伝えします．

● 対応例

「確かに年をとることで性機能が変化することは考えられます．ただ，その前に他に何か原因がないかどうか調べる必要があると思います．例えば，ある種のお薬や病気でもインポテンツを起こすことがあります．糖尿病，高血圧，さらに現在お飲みのお薬に原因がないかもう少し調べさせていただきます．原因を確かめた後，その原因の治療あるいは原因薬剤を止めることでインポテンツがよくなることもありますし，効果のあるお薬を処方することもできます」のように説明します．

4章 艱難辛苦！？外来診療でよくあるエピソードと対策　信念・行動 …12

「雑誌で漢方がすごく効くって書いてあったけどどうですか？副作用もないと書いているし」

episode 困った状況

定期外来にて，慢性C型肝炎の50歳男性が来院．患者さんに「雑誌で○○という漢方が肝炎の治療にはすごく効くって書いてあったけどどうですか？ 副作用もないと書いているし」と質問を受けた．研修医は「漢方は効かないからね」と返答した．

ここがいけない！

・「漢方は効かない」と決めつけてしまっています．
・漢方の効果・副作用に関しての指導がありません．

どうしたら良いのか？

● 対応のポイント

・漢方薬の効果についてお伝えします．
・副作用についてもお伝えします．
・わからないときは，調べて次回お話しする旨をお伝えします．

● 対応例

「漢方は，漢方"薬"と言われるようにお薬として多くの病気に使用されています．確かに効果がある患者さんもおります．

ただ，西洋医学で使用している薬剤ほど副作用や効果，また，われわれが使用するお薬との飲みあわせ（相互作用といいますが）などに関しての研究や情報が限られています．

それから，漢方は"自然"なので副作用はない，と勘違いされておられる患者さんもおられます．

お薬ですから適正に使用する必要がありますので，その雑誌で取り上げていた漢方薬のお名前を教えていただけませんか．お薬の効果，副作用などを調べて次回の外来でお話しします」のように説明するとよいでしょう．

"漢方薬は自然物質であるので，副作用はないとの患者さんの勘違いに注意"

4章 艱難辛苦！？外来診療でよくあるエピソードと対策　信念・行動 …13

手術を予定されている患者さんが「手術が怖いので受けたくない」

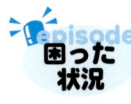

episode 困った状況

70歳男性，早期胃がんの診断にて手術を予定．手術のため入院直前の外来にて患者さんが「手術が怖いので受けたくない」と言い出した．研修医は「手術を受ければ命が助かります．もし手術をしなければ後1年の命かもしれません．それでも手術を受けませんか？」と返答した．

ここがいけない！

・具体的に何に対して恐怖心を抱いているかの評価なしに，さらに恐怖心を助長するような返答を行っています．

どうしたら良いのか？

● 対応のポイント

・恐怖感を理解し，共感を示します．
・一般的に，みなさん恐怖感を感じることが多いとお伝えします．
・具体的に何が怖いのかを尋ねます．

● 対応例

「手術が怖いと思われるのはよく理解できます．手術を控えた患者さんが怖いと思うのは非常によく経験されることです．もしできましたら，手術の何が怖いか教えていただけませんか？」と返答するとよいでしょう．

Column　患者さんから届いた喜びの声5

"初診で「一緒にがんばって元気な女性になりましょう」と声をかけてくださり，大変はげまされました．感謝しています"
医師からの「大丈夫です．がんばりましょう」の言葉はときに非常に効果的です．もちろん過度の安心を与えるのはよくありませんが．

"館内のアート作品が楽しく素敵です"
"病院がきれいで，待つ時間も少なくてすごいです．ぼくも病院の先生になりたいなあと思いました"
あまり派手でない花，絵など元気が出ますね．子供に夢を与えるような医療を行いましょう．

4章 艱難辛苦！？外来診療でよくあるエピソードと対策　信念・行動 …14

重度の疾患が疑われる患者さんが「妻と旅行に行きたい．帰ってから検査してもいいですか？」

episode 困った状況

高血圧，糖尿病の既往のある60歳男性が15分持続した胸痛で救急センター受診．心電図では異常はなく心原性酵素も異常なし．今まで胸痛の既往はないが，問診では典型的な狭心症であった．研修医が不安定狭心症疑いで入院を勧めると，患者さんが「明後日から妻と旅行に行く予定なんだよね．帰ってきてから入院して検査する訳にいかないかね？」と言い出した．研修医は「糖尿病，高血圧があり自業自得ですよ．狭心症を強く疑うので入院していただくのですが，心筋梗塞を起こして突然死する可能性も理解いただけるのなら退院してもいいです」と言った．

ここがいけない！

- 研修医の対応は正しいことをズバリ言っていますが，患者さんの気持ちに配慮が足りません．

どうしたら良いのか？

●対応のポイント

- 旅行に行きたいという患者さんの気持ちに理解を示します．
- そのうえで，今の症状と，早い診断・治療が患者さんにとってメリットが大きいことを説明します．
- 奥様への説明を医師が行ってもかまわない旨もお伝えします．

●対応例

「旅行を延期したくない気持ちはよく理解いたします．ただ，命にかかわるかもしれない重大なご病気が隠れている可能性が考えられ，早く診断をして治療を行うことがその後の状態に大きくかかわってまいります．奥様もきっと早くよくなってもらいたいと願っておられると思いますよ．今回の旅行はもしできればキャンセルして，入院していただきたいのですがどうでしょうか．もしよかったら奥さまとも相談していただけませんか？ 私から奥様にご説明させていただいてもかまいません」と返答するとよいでしょう．

"患者さんの気持ちにも配慮して診察・ムンテラを行うこと"

4章 艱難辛苦！？外来診療でよくあるエピソードと対策　信念・行動 … 15

「HCVは陰性って何ですか？」

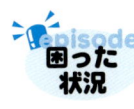

episode 困った状況

輸血歴のある50歳男性．HCV抗体検査は陰性であった．研修医が「C型肝炎の検査は陰性でした」と告げると，患者さんは「陰性ってどういうことですか」と答えた．

類似例：
先生，言っていることがよく理解できませんでした．もう一度お願いします？
大腸鏡検査って先生言いましたが，それ何ですか？
"がんかどうかワークアップしましょう"とはどういう意味ですか？

ここがいけない！

- 「陰性」と医学用語を使用しています．「異常はありませんでした」の方がより容易に理解できます．

どうしたら良いのか？

● 対応例

「C型肝炎の血液検査を前回行いましたが，異常はなくご安心ください」

● コミュニケーションエラーを防ぐために（5章参照）

　患者さんは理解していると医師が思っていても，患者さんは医師の言葉を理解していないことが多々みられます．例としては，「B型およびC型肝炎の検査は陰性でした」，「胸部X線検査は陰性です」，「これから○○のワークアップをします」，「深夜以降NPOにしてください」，「軽い動作はOKです」など医師・看護師など医療関係者には理解できても，患者さんには具体的に理解できない言葉，指示がたびたび見受けられます．
　コミュニケーションエラーをなくすためにも医学用語はあまり使わず，患者さんが理解したかどうか確認をとりながら病気，治療方針の説明を行いましょう．

4章　艱難辛苦！？外来診療でよくあるエピソードと対策　信念・行動 … 16

来院できず診断が遅れていると考えられる患者さんが「もうよくなるには手遅れですか？」

困った状況

70歳男性，血便，体重減少があり，がんであるかもしれないと恐れ，6カ月悩んだ末に家族に強く勧められ来院．「私はがんでしょう，もうよくなるには手遅れですか？」と話し，研修医は，「何でもう少し早く来れなかったのですか？ すぐに検査しましょう」と答えた．

ここがいけない！

- 「何でもう少し早く来れなかったのですか？」と恐怖心をもっている患者さんをさらに悪者にしています．患者さんへの配慮が足りません．
- また，大腸炎などがんでない可能性も考えられ，検査を行う前に説明も重要となります．

どうしたら良いのか

●対応のポイント
- 恐怖心を理解し，不安をとりのぞく言葉をかけます．
- 最悪の可能性も考えられるが，そうでない可能性もあることを検査前に説明しておきます．

●対応例
「今日はよく勇気をもって来院してくれましたね．ありがとうございます．今からできることを最大限に行いますので安心してください．がんである可能性もあるかもしれませんが，そうでない可能性も十分考えられるので検査をして調べましょう」

4章　艱難辛苦！？外来診療でよくあるエピソードと対策　信念・行動　…17

典型的な胸膜炎を疑わせる患者さんが「心臓発作ですか？ もう死んでしまうのですか？」

困った状況 episode

50歳女性，関節リウマチでフォロー中．典型的な胸膜炎を疑わせる胸痛を訴え来院．研修医に向かって「これは心臓発作ですか？ 私はもう死んでしまうのですか？」と訴えた．研修医は「心筋梗塞の可能性がありますのですぐに検査しましょう」と返答した．

類似例：
検診で便潜血異常を指摘された患者さんが「先生私は大腸がんですか？」
大腸鏡で悪性所見をあまり疑わないポリープを生検した患者さんが「これはがんですか？」

ここがいけない！

- 最悪のシナリオにつきムンテラしカルテに記載することは鉄則ではありますが，「がん」・「心筋梗塞」＝「死」と考えて恐怖のあまりその後の診療に影響が強く及ぶことがあります．

どうしたら良いのか？

●対応のポイント

- 前置きの言葉が大変重要になります．
- 今回の場合，「心筋梗塞」の可能性は低いと判断しており，患者さんにもそれを説明し安心してもらう必要があります．

●対応例

「今のお話をお聞きすると心臓発作である可能性は低いと思いますよ．おそらく胸にある肺の周りの膜に炎症（火事が起きているような状態），つまり胸膜炎で息を吸うときに痛みが強くなるのだと思います．これは通常"死んでしまう病気"ではないのでご安心ください．胸膜炎であることを確認するためにいくつかの検査を行います．あと，胸には心臓もあるので，念のために心臓に問題がないかどうかも診ておきましょうね」

4章 艱難辛苦！？外来診療でよくあるエピソードと対策　信念・行動　…18

病気で苦しんでいる患者さんが「もう生きていてもしょうがない」

episode 困った状況
65歳女性，重度の関節リウマチで車いす生活．外来で診察の最後に「もう生きていてもしょうがないよ，先生」とつぶやいた．研修医は「そんなこと言わないで，リウマチの治療をしっかりしましょう」と言い，診察を終えた．

ここがいけない！
- 一般的に慢性疾患をもっている患者さんのうつ病の罹患率は非常に多いことがわかっています．「生きていてもしょうがない」＝「もう死にたい」という可能性もあり，もし"自殺企図"であるならば精神科的緊急症であるにもかかわらず，そのまま診察を終えています．
- 何か心配事があるのか，協力できることはないか必ず聞きます．

どうしたら良いのか

● 対応例
「ご病気があり大変苦労されておられることよくわかります．何か今ご心配なことがありますか？」と返答するとよいでしょう．

● 心配事は1つ1つ対応
心配なことがあればそれぞれ対処します（4章3参照）．

● うつ病のスクリーニングを
上記質問の後，必ずうつ病のスクリーニングも行います（4章35参照）．また，家族や友人の協力が得られているかなど環境のチェックも重要となります．「自殺企図」があるなら精神科的緊急症であり，精神科医コンサルトなど慎重な対処が必要となります．

"慢性疾患にうつ病は高率に合併．自殺企図も見逃すな"

4章 艱難辛苦！？外来診療でよくあるエピソードと対策　信念・行動 … 19

慢性疾患のため他病院でフォロー中の患者さんが来院し「診察はいいから薬だけください」

episode 困った状況

60歳男性，狭心症，糖尿病の既往にて近医フォロー中．いい先生がいると友人に勧められ仕事を中断して来院．患者さんからの「いい先生がいると聞いて今日来たけど，仕事で時間がないので，診察はいいから薬だけください」という要望に対し「お薬をお出ししますので，飲んでいるお薬を見せてください」と対応した．

ここがいけない！

・はじめての診察にもかかわらず，簡単な病歴聴取や診察もせず処方しています．

どうしたら良いのか？

● 対応のポイント

・時間がない場合でも最低限の病歴聴取・診察は行うようにします．
・そして，次回来院時にゆっくり診察させていただくよう説明します．

● 対応例

「来院されたことに感謝します．お時間がないということですが，簡単なお話と診察は行わせてください．ただ，次回来院されるときはもう少しお時間をください．詳しいお話と診察を行いたいと思いますので」と返答するとよいでしょう．

　　"時間がなくても最低限の病歴聴取や診察は行う"

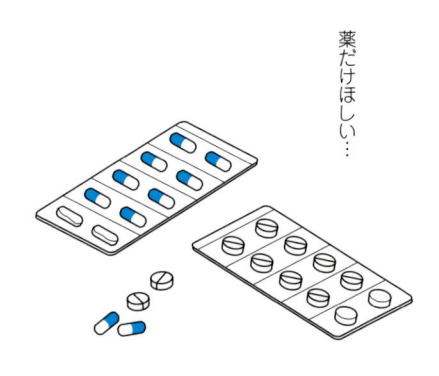

薬だけほしい…

4章 艱難辛苦！？外来診療でよくあるエピソードと対策　信念・行動 …20

救急室で腹痛患者さんが原因検索前に
「モルヒネを今すぐにください」

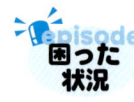

episode 困った状況

18歳男性，腹痛を主訴に救急センター来院．急性腹症の可能性もあるとの報告が看護師からあり，研修医が診察．患者さんは「モルヒネを今すぐにください」と話すので，研修医は「よくなるようすぐに注射しますね」と答えた．

ここがいけない！

- 原因検索のためしっかりとした診察もせず投薬しています．
- 急性腹症などの緊急症があっても，オピオイド系の鎮痛薬で症状が一時的に軽快し，病歴・身体診察での評価が遅れてしまうこともありえます．

どうしたら良いのか

●対応のポイント

- 痛みへの理解を示します．
- 昨今，超音波，CTなど画像診断の進歩により，急性腹症に対しても早期からオピオイド系鎮痛薬を使用してしっかりとした除痛を行うべきであるという意見もありますが，投薬・検査前の詳しい病歴聴取と身体診察が大前提であることは変わりません．
- 診察と聴取の後に，痛みの治療をすぐにはじめる旨を伝えます．

●対応例

「痛いのはよく理解できます．何で痛みが起こっているか原因を直ちに調べ，お薬をできるだけ早くはじめたいので，まずは診察とお話を少しお聞かせください．その後，痛みに対して最善の治療を直ちに行います」

4章 艱難辛苦！？外来診療でよくあるエピソードと対策　信念・行動 …21

詐病を疑う患者さんが「腰痛が強いのであと1か月仕事を休めるように診断書をください」

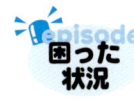

困った状況

30歳男性，土木業．病歴聴取・身体診察・検査より単純性腰痛と診断し鎮痛薬を処方したが3週間後再来し，診察室へは特に問題なく入室．患者さんが，「先生，腰痛が強いのであと1カ月間仕事を休めるように診断書をください．同じように保険の方も書いてください」と頼んだ．研修医は「わかりましたすぐにお書きします．今回だけですよ」と返答した．

ここがいけない！

- 詐病と判断しているにもかかわらず，返答するのが面倒なのですぐに診断書を作成しています．

どうしたら良いのか？

● 対応のポイント

- 腰痛の苦しみに理解は示しますが，これ以上休むほどの障害はないと判断していることを伝え，理解してもらいます．
- また，通常腰痛は1週間以内に50％が，3カ月以内にその90％が何の治療もなしに改善すると言われています．

● 対応例

「腰痛で苦しまれていることはよく理解できます．ただ，お聞きしたお話と診察や検査からは，仕事をこれ以上休むほどの障害はないと判断しています．体を動かさないと逆に運動が制限されてしまうこともあります．しっかりとした痛み止めを処方し，理学療法などのリハビリを行いましょう．ただ，腰痛からよくなるために一番重要なのは，あなたが毎日の日常生活を続けることです．先週までの診断書，保険の書類はお書きしますがいかがでしょうか」と返答するとよいでしょう．

4章 艱難辛苦！？外来診療でよくあるエピソードと対策　信念・行動　…22

無理をすると悪化する可能性のある患者さんが「今すぐ仕事に戻ってもいいですか？」

困った状況

55歳男性，狭心症様胸痛にて来院．今回はじめての発作であり，不安定狭心症として入院を勧めるも「今すぐ仕事に戻らないといけません．仕事続けてもいいですか？」と希望した．研修医は「患者さんの責任で帰ることはできますが，重大な病気かもしれないので入院を勧めます」と答えた．

類似例：
直ちに入院が必要な患者さんが「子どもを家に置いてきていて，今すぐに帰らないと」．

ここがいけない！

・入院が必要な状態にあることを十分説明していません．
・診断書が必要ならばすぐに書く旨を申し出ていません．
・患者さんへの配慮不足．

どうしたら良いのか

● 対応のポイント

・まずは入院が必要な状態であることを十分説明し，会社への診断書が必要であればすぐにお出しすることを説明します．

● 対応例

「残念ながら仕事を続けるとご病気を悪化させる可能性があります．今は心臓が悲鳴をあげている状態ですので，入院してできるかぎり早く診断し，適切な治療を行う必要があります．会社の方にご説明が必要なら私からお電話をお掛けしてもいいですし，診断書が必要ならすぐにお書きします．いかがでしょうか？」

また，類似例のような家族に関係する問題（子供がいる，老人がいるなど）があれば，他の家族・親戚のサポートが得られないか患者さんに相談し，必要ならソーシャルワーカーなどの病院内のサポートも利用することも可能です．

4章　艱難辛苦！？ 外来診療でよくあるエピソードと対策　信念・行動 …23

禁煙中の患者さんが「減量のためにまた吸い始めよう かと思ってます」

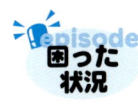

episode 困った状況

48歳男性，高血圧にてフォロー中．喫煙歴20年で2カ月前より禁煙に成功しているが，定期外来にて「禁煙してから体重が増えちゃいました．減量のためにまた吸い始めようかと思ってます」と言い出した．研修医は「禁煙は大事なのでぜひ続けてください．体重が増えたのはいっぱい食べちゃったからでしょう」と答えた．

ここがいけない！

- 2カ月禁煙に成功しているのに，そのことを褒めていません．
- 減量のよい方法を提案していません．

どうしたら良いのか

● 対応のポイント

・禁煙を成功している患者さんには，まずは達成していることに対し褒めます．
・その後，減量にもっとよい方法があることを説明します．

● 対応例

「よく2カ月禁煙が続いていますね．なかなか続けられない方が多いのに素晴らしいですね．減量にはもっと健康的な方法があります．食事と運動です．食事は腹8分目にして，3食以外の間食は避けましょう．食事指導もさせていただきます．運動ですが，毎日20分でも30分でも歩くようにしてください．歩くスピードは鼻歌を歌えるぐらいのスピードは少し遅すぎます．小汗をかく程度，両腕を振って早歩きをしてください．また，なるたけエレベーターの使用は避けて階段を使うようにしましょう」

喫煙者のカウンセリングは4章32を参照．

4章　艱難辛苦！？外来診療でよくあるエピソードと対策　信念・行動 … 24

不特定多数の人と性交をもつ患者さんが最近皮疹を発症し「私はAIDSで間違いない」

困った状況（episode）

25歳男性．不特定多数の人と性交を持っており，最近皮疹を発症し来院．「私はAIDSで間違いない．どうしたらいいか？」と尋ねられ，研修医は「わかりました，AIDSの可能性がないか検査しましょう」と診察を終えた．

ここがいけない！

- 不特定多数の人との性交の危険性や今後コンドームを使用するなどのカウンセリングや，HIV検査に関する説明や注意を行わず終えています．
- 皮疹はAIDS以外にもさまざまな原因があることを説明していません．

どうしたら良いのか？

● 対応のポイント

- HIV感染のリスクなどについて，カウンセリングを行います．
- 皮疹はAIDSで起こることもありますが，ほとんどは別の原因で起こることを説明します．
- 医師には守秘義務があるので，情報がもれないと安心してもらいます．

● 対応例

「不特定多数の人との性交およびコンドーム不使用により，確かにHIV感染のリスクは高くなります．止むを得ない場合でもコンドームは必ず使用し，アナルセックスなど危険な行為は避けてください．
　皮膚のぽつぽつはAIDSで起こってくることもありますが，たいていはそれ以外のことが原因で起こっていることがほとんどです．
　ただ，ご希望どおり念のためにHIVの検査は行いましょう．異常があってもあなた以外には誰にもお話しませんのでご安心ください」などとお答えするとよいでしょう．
　その他，不特定多数の人と性行為をもつ患者さんへのカウンセリングに関しては4章36を参照．

4章　艱難辛苦！？外来診療でよくあるエピソードと対策　信念・行動 …25

夫以外に性交相手がいない患者さんが性感染症にかかり
「夫は私をだましていたんですか？」

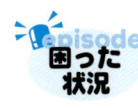

episode 困った状況

33歳女性，クラミジア感染症で治療中．夫以外に性交相手がなく「夫は私をだましていたんですか？」と尋ねられ，研修医は「そうかもしれません」と答えた．

ここがいけない！

- 今後の対処に対する説明がなく，夫に"話しにくい"ことに対する配慮がありません．

どうしたら良いのか？

● 対応のポイント

- 今後の治療にご主人にも参加してもらえるように説明し，再感染の危険性についても伝えます．
- 夫に話しにくいことは，医師から伝えることもできる旨を説明します．

● 対応例

「パートナーであるご主人から感染した可能性も考えられます．ご主人とよく話し合われてください．可能ならご主人も検査を行い，ご病気があればあなたと同時に治療を行う必要があります．もしご主人が感染していて治療を行わず性行為を行った場合，再感染してしまう危険があります．
　もしお話しにくければ，私の方からお話してもかまいませんので，次回外来にご一緒に来ていただけませんでしょうか？」

だましていたの…？

4章 艱難辛苦！？外来診療でよくあるエピソードと対策　診断・治療 … 26

TIAを疑う患者さんが「私は脳卒中ですか？」

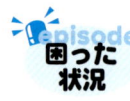

困った状況

75歳男性，コンプライアンス不良によるコントロール不良の高血圧の既往．一過性の右手のしびれと脱力にて救急室に来院．患者さんが「私は脳卒中ですか？」と尋ね，研修医は，「そうかもしれません．検査しましょう」と答えた．

類似例：
血痰で来院した患者さんが「先生，私は肺がんでしょう」．
若干最近忘れっぽくなった患者さんが「先生，私はアルツハイマー病かね」．

ここがいけない！

- 確かに重大な疾患（ここでは脳卒中）が原因である可能性はありますが，重大な疾患と診断が確定した訳ではなく，検査が必要であることを説明していません．
- 「脳卒中」＝「死の病気」という恐怖に対する配慮も足りません．
- また，高血圧に対する治療の重要性に関する説明もありません．このような状況で高血圧の治療について説明することで，今後のコンプライアンス向上につながることも多くあります．

どうしたら良いのか

● 対応例

「まだ脳卒中であると断定はできません．症状からするとごく小さな脳梗塞が起きた可能性はありますが，そうでない可能性もあります．まずはMRI検査を行ってしっかり調べましょう．もし脳卒中だったとしても軽度なものである可能性が高いと思います．ただ，今後大きな発作を起こさないためにも高血圧の治療はとても重要になりますね」と答えるとよいでしょう．

4章 艱難辛苦！？外来診療でよくあるエピソードと対策 〔診断・治療〕…27

兄が大腸がんと診断された患者さんが「私も大腸がんになる確率は高いですか？」

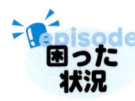

episode 困った状況

兄が最近大腸がんと診断された50歳男性．外来にて「先生，私も大腸がんになる確率は高いですか」と尋ね，研修医は，「確率が高いかもしれないので検査しましょう」と答えた．

類似例：
最近母を乳がんで亡くした患者さんが「先生，遺伝で私も乳がんになるんですか」．

ここがいけない！

- 相手に過度の恐怖感を与えないためにも，十分評価したうえで遺伝カウンセリングを行うのは重要です．ここでは簡単に「確率は高い」と言ってしまっています．
- 家族性ポリポーシス，Lynch症候群，炎症性腸疾患など大腸がんのリスクを伴う遺伝性疾患や大腸がんの危険因子（以下補足参照）の病歴聴取を行っていません．

どうしたら良いのか？

● 対応例

「あるタイプの大腸がんは遺伝性のものもあり，遺伝性のタイプの場合は家族も大腸がんになる危険が高まります．ただ，その場合でも絶対にがんになる訳ではありません．環境など他の因子もかかわっていると言われています．遺伝性のタイプであるか，お兄さまの情報も含め，もう少し詳しいお話をお聞かせください．また，50歳以上では，遺伝性でなくてもがんのリスクは高まりますので，大腸カメラと便検査は行いましょう」

● 補足1　いかなるがんにおいても遺伝性のがんを疑う問診所見

- 通常のがんの高発年齢より若年で起こったがん（例：30代で大腸がん）．
- 両側臓器に両側に起こった場合や単一臓器に複数のがんが混在（例：両側腎がん）．
- 2種類以上の原発がんの発生（例：大腸がん＋卵巣がん）．
- 家族歴：第一親等以内の家族に同様ながんあるいは同じタイプのがんの発生（例：兄弟ともに大腸がんあるいは腺がん），がんの家族が多い．
- 先天性奇形をもつ家族内あるいは本人にがんが発生．

● 補足 2　遺伝性に大腸がんを起こしうる疾患

- 家族性大腸ポリポーシス．
- 家族性非ポリポーシス大腸がん（Lynch症候群）．
- MYH関連ポリポーシス．
- Peutz-Jeghers症候群．
- その他：炎症性腸疾患，特に潰瘍性大腸炎．

● 補足 3　大腸がんの高リスク因子

- 大腸がんの既往，腺腫性ポリープ（特に，大きさ＞1 cm，絨毛腺腫ではリスク高）の既往．
- 大腸がんの家族歴（例：第一親等内に大腸がんがあれば2倍，50歳以下の若年発症ではさらに危険度高い）．
- 上記補足2の疾患．

Column　患者さんが聞きたくない情報をどう伝えるか

「がん告知」の場合などあまり患者さんが聞きたくない情報を伝えるよい方法はあるのでしょうか．米国のある緩和ケアの専門家は「アルゴリズムなんて存在しない，患者さんのショックを和らげる方法なんてものも存在しない」と言います．ただし，それなりに大切なポイントがあります．

1) うそはつかないこと．
2) 聞きたくない患者さんに無理に聞かせる必要はない（その場合は先に家族に話してよいという承諾をもらって家族に話す）．
3) たとえ予後の悪い状態であっても何らかの希望をもたせる話をしてあげること（ただし，救命できない患者さんに救命できるなんて言ってはいけない）．
4) 告知した後のフォロー，今後の診断・治療の選択，残された時間（患者さんが希望していれば）などについてきちんと話す．
5) 患者さんが涙を流したときなど，「そっとティッシュを渡す」，「横に座って肩を抱いてあげる」などの方法があるが，本当に表面的な言葉やテクニックなんて危機的な患者さん本人にとっては何の助けにもならない．一番大切なことは「本当に親身になって患者さんのことを考えてあげること」，「しっかりと時間をかけて話すこと」である．

4章 艱難辛苦！？ 外来診療でよくあるエピソードと対策　診断・治療 … 28

6年前に大腸鏡を行い，患者さんはやりたくないので，「大腸カメラ，またやんなくちゃだめかね？」

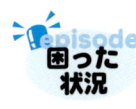

困った状況

56歳男性，6年前に大腸カメラで良性のポリープを指摘され，それ以降特に大腸鏡は行っていない．患者さんはあまり大腸鏡をやりたくないので，「先生，大腸カメラまたやんなくちゃだめかね？」と尋ねたところ，研修医は「6年前にやっていれば今回は便検査だけで大丈夫です」と答えた．

ここがいけない！

- 腺腫性ポリープ（特に，大きさ＞1 cm，絨毛腺腫ではリスク高）の既往や他の危険因子の問診を行っていません．
- また，前回のポリープの所見を確認するのも重要です．
- さらに，「便検査だけで大丈夫」という根拠も乏しく，大腸カメラを行うことのメリット，デメリットを患者さんと話し合う必要があります．

どうしたら良いのか？

● 対応例

「前回の大腸カメラはどちらの病院で行いました？ もしよろしければ検査結果を確認したいので，次回お持ちください．少しお話をお聞きします．ご家族でがんになった方，またはがんで亡くなった方はいらっしゃいますか？ 最近，便の調子はいかがですか，便に血がつくことはありませんか？ 6年前に大腸カメラを行ったということですが，前回ポリープが見つかっており，大腸カメラをもう一度やった方がいいと思います．また，早期にポリープを見つけることで大腸がんへの進行を防ぐことができます」などとお聞きするとよいでしょう．

● 補足　大腸カメラスクリーニングを行う間隔

通常，腺腫から大腸がんの発生は約10年ぐらいかかると考えられており，米国消化器学会は，大腸カメラでの検査が完全に正常なら10年間隔と推奨はしていますが，確固たるエビデンスがある訳ではありません．また，大腸がんの高リスク因子保有者や，前回の大腸カメラ検査が不十分な場合，便検査陽性，大腸がんを疑う症状の発生があった場合には，それぞれの危険因子に応じてより短期間に行うことも考えられます．

4章 艱難辛苦！？外来診療でよくあるエピソードと対策　診断・治療　…29

ウイルス性の上気道炎を疑う患者さんが「念のために抗生物質ください」

困った状況

30歳男性，鼻水，咽頭痛，軽度の咳にて来院．3歳の息子も同様の症状であるという．患者さんが，「先生，仕事休めないので念のために抗生物質ください」と希望すると，研修医は，「わかりました，抗生物質を1週間分処方しましょう」と答えた．

ここがいけない！

・不必要な抗生物質の処方を行っています．

どうしたら良いのか

● 対応のポイント

・処方をしない場合には，患者さんの同意も必要であり，処方をしない理由を述べるようにします．説明する時間は数分です．
・不必要な抗生物質使用が耐性菌を増やしていることを肝に銘じるべきです．

● 対応例

「今回はお子様も同様の症状であることを考え合わせるとウイルス性のかぜ（感冒）だと思います．抗生物質は細菌と戦う薬であり，ウイルスには効果がないことがわかっています．抗生物質を飲んで副作用でさらに症状が悪化することさえあるのです．不必要な使用によりばい菌が強くなって，本当に必要なときに困ることもあります．今回は，ウイルス性感冒として症状をよくするようなお薬をお出ししますがいかがでしょうか？」

4章 艱難辛苦！？外来診療でよくあるエピソードと対策　診断・治療 …30

COPD患者さんが「タバコを止めたらよくなるかね」

困った状況

70歳男性，慢性閉塞性肺疾患（COPD）にて呼吸苦，急性発作の既往あり．毎日タバコ1箱の喫煙を続けている．定期外来にて「タバコを止めたらよくなるかね」と尋ねると，研修医は，「そうだね，できることなら止めた方がよいのだけれど，禁煙は以前失敗しているしどうかね」と答えた．

ここがいけない！

- 症状軽快，がん危険軽減と利益の多い禁煙に対して，医師の方が諦めてしまっています．

どうしたら良いのか

● 対応のポイント

- ライフスタイルを変えるのは非常に難しいですが，特に禁煙を成功させるためには"医師からの助言"が非常に重要な因子となることを忘れないようにしましょう．

● 対応例

「慢性肺疾患をおもちの多くの患者さんが，禁煙を行うことで徐々に症状が改善して発作の回数を減らすことができます．さらに，禁煙により明らかに肺がんの危険を減らせることが世界の研究でわかっています．奥さまが副流煙を吸い込むことで肺がんの危険が増加することもわかっており，禁煙はご家族の健康にも配慮することにつながります」などと返答しましょう．

喫煙者のカウンセリングは4章32を参照．

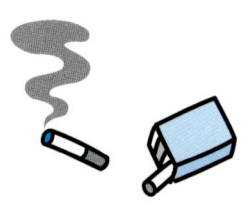

4章　艱難辛苦！？外来診療でよくあるエピソードと対策　診断・治療　…31

虫垂炎を疑う患者さんが「水を飲みたいけどいいですか」

クレーム発生状況

16歳男性，右下腹部痛にて救急センター受診．急性虫垂炎の診断の可能性が高く上級医の診察まで待機している．患者さんが研修医に，「先生，水を飲みたいけどいいですか」と尋ねると，研修医は，「ちょっと上の先生に聞いてきます」と答えた．

ここがいけない！

・返答に迷ったときはあいまいな答えをするより，「ちょっと上の先生に聞いてきます」と返答するのは正しいですが，できれば下記のように対処できるようにしたいものです．

どうしたら良いのか？

● 対応のポイント

・手術の可能性を念頭におき，患者さんに理由を説明したうえで飲食を控えてもらいます．

● 対応例

「すみません．盲腸を疑っていて手術になる可能性もあり，何か食べたり，飲んだりすることは少しの間できません．胃の中をからっぽにして手術を行った方が，麻酔をかけたりするときに安全に行えます．少しの間，脱水状態にならないよう点滴をしますのでご安心ください」

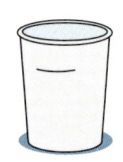

4章 艱難辛苦！？外来診療でよくあるエピソードと対策 カウンセリング 32

喫煙者が受診したら

どうしたら良いのか？

● 対応例

医師 ：タバコは吸われますか？
患者 ：吸います．
医師 ：1日何本ぐらいで，何年ぐらいお吸いですか？
患者 ：1日1箱で，もう20年ぐらいかね．
医師 ：禁煙されたことはございますか？
患者 ：もちろん．でもやっぱりだめだね．
医師 ：そうですか，ぜひ禁煙を強く勧めます．がんと心臓病の主原因はタバコとも言われています．禁煙してみるお気持ちはありますか？

【患者Aの場合】
患者A：もう一度チャレンジしてみたいですね．
医師 ：ぜひ禁煙に協力させてください．以前と違って禁煙を成功させるためにいろいろな補助や段階がありますが，いつも私がご一緒します．それでは，今から2週間後に外来を予約しますので，その外来の日から禁煙をはじめましょう．いかがでしょう？
患者A：わかりました．

【患者Bの場合】
患者B：ちょっと禁煙は無理かな．
医師 ：今は無理でも禁煙したいときはいつでもおっしゃってください．そのときは必ずお手伝いいたします．
患者B：そのときはお願いします．

● 喫煙者へのカウンセリングのポイント

　患者Bのように禁煙を残念ながらはじめられなかった場合でも，カルテのアセスメント欄に"喫煙"または"ニコチン中毒"などと必ず記載し，外来で定期的に喫煙の害，禁煙について議論するとよいでしょう．医師からの助言

が禁煙に非常に有効であることを忘れないようにしましょう．

禁煙を成功させるための推奨"5つのA"を以下に示します．禁煙をはじめられなかった場合でも，定期的に外来で1〜3につき問診するようにしましょう．

患者Aのように禁煙を開始した患者さんでもフォローアップ外来を定期的に予約し，外来では，禁煙の継続性について尋ね，継続していれば必ず褒めると効果的です．また，薬剤など必要であればいつでもアシストするようにしましょう．

● 禁煙を成功させるためのガイドライン"5つのA"[1]

1．Ask　　　：喫煙につき尋ねる．
2．Advise　 ：禁煙するようアドバイスする．
3．Assess　 ：禁煙にチャレンジしたいか評価（アセス）する．
4．Assist　 ：禁煙を成功させるためにアシストする（必要なら薬剤やカウンセリングを利用）．
5．Arrange　：フォローアップ外来の予約をとる（アレンジする）．

● 褒める例

「禁煙を続けることはそう簡単なことではありません．これだけ健康に配慮できるのは並大抵なことではありません．よく頑張っていますね」

文献

1）Le, T. et al.：FIRST AID FOR THE USMLE STEP 2 CS. Second edition. McGwaw-Hill, 2007

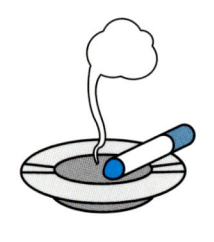

4章 艱難辛苦！？外来診療でよくあるエピソードと対策　カウンセリング 33

アルコール多飲の患者さんが受診したら

どうしたら良いのか？

● 対応例

医師　：1週間にどれくらいお酒を飲まれますか？
患者　：どれくらいというのは難しいね，結構飲みますよ．
医師　：それでは昨日はどれくらい飲まれました？
患者　：ビール5本ぐらいかね．
医師　：お酒を減らした方がいい（1. cut down）と今まで思ったことはありますか？
患者　：あります．
医師　：お酒を飲んでいることで批判を受けていら立ったことはありますか（2. annoyed）？
患者　：あります．
医師　：お酒を飲んでいることに罪の意識をもったことはありますか（3. guilty）？
患者　：あります．
医師　：朝，目覚めのためにお酒を飲んだことはありますか（4. eye opener）？
患者　：あります．
医師　：そうですか．今までの質問から判断するとアルコール依存症の危険があり少し心配ですね．このまま飲み続けると肝臓病になって，出血しやすくなったり，若くして痴呆になる危険も増加すると言われています．お酒を減らしたり，あるいは禁酒に興味はありますか？

【患者Aの場合】
患者A：1度チャレンジしてみたいですね．
医師　：よかった，ぜひ禁酒を成功させましょう．禁酒を成功させるためにカウンセリング，薬剤も含めいろいろな方法があり，次回の外来でお話しましょう．今週の土曜日の外来にもう1度いらしていただけ

　　　　　ませんか？
患者A：わかりました．
医師　：それまでの間に，禁酒を成功させるためのさまざまな方法をリストアップしておきます．そのコピーを外来前にFAXでお送りしますので，次回外来までに目を通しておいていただけませんか？
患者A：わかりました．

【患者Bの場合】
患者B：お酒は止めれないね．
医師　：そうですか，節酒，禁酒をお勧めしますが．今は無理でも節酒，禁酒したいときはいつでもおっしゃってください．そのときは必ずお手伝いたします．

● アルコール依存症疑いの患者さんへのカウンセリングのポイント

　飲酒歴があるならばどのような酒（アルコール度の強さがわかる）を，どのくらい飲むのかを聞き出しましょう．患者さんの「少し」は一般的な少しとは異なることがありますので具体的に聞きましょう．飲酒歴があれば次にアルコール依存症のスクリーニングを行います．このとき行う4つの質問を，上記例の中で英語で示した4つのキーワードの頭文字をとって"**CAGEクエスチョン**"と呼んでいます．この4つの質問に1つでも当てはまる場合，"アルコール依存症の可能性があり"と判断され，さらなる評価が必要になると言われています．

● アルコール依存症のスクリーニング"CAGEクエスチョン"

　　C：cut down　　お酒を減らした方がいいと思ったことはあるか
　　A：annoyed　　飲酒を批判されいら立ったことがあるか
　　G：guilty　　　飲酒に罪悪感を感じたことがあるか
　　E：eye opener　朝，目覚めのために飲酒したことがあるか

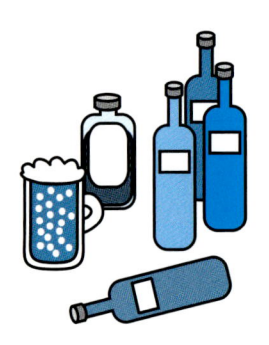

4章 艱難辛苦！？外来診療でよくあるエピソードと対策　カウンセリング 34

コントロール不良の糖尿病患者さんが受診したら

どうしたら良いのか？

● 対応例

医師 ：（血糖チェックブックを見ながら）糖のコントロールがあまりよくないですね．インスリン注射を忘れることがありますか？ お薬の飲み忘れはどうでしょう？（コンプライアンスのチェック）

【患者Aの場合】

患者A：ちょっと薬が多すぎでどれを飲んだか覚えていません．インスリンも毎回はちょっと．

医師 ：そうですね，糖尿病の患者さんではどうしても高血圧などご病気を多くかかえる方が多く，お薬も多くなってしまいます．どなたかご家族でお薬の管理をお手伝いしていただける方はいらっしゃいますか？もしいらっしゃらなければ，メディカルソーシャルワーカーにお願いして，訪問介護士がお手伝いさせていただくよう手配いたしますがいかがでしょう？

【患者Bの場合】

患者B：処方されているようにインスリン注射，お薬も服用しております．

医師 ：最近，お食事はいかがですか？ ジュース，おやつとか？

患者B：3食しっかりとっています．ただ，コーラが好きでね，どうしても脂っこいもの食べると飲んでしまいます．

医師 ：そうでしたか．清涼飲料水には糖が多く含まれているものが多く注意しないといけません．血糖はできる限り正常に保つことが大事になります．このように血糖が高い状態が長期間続くと目，腎臓，神経に異常が出る危険が増加します．また，ばい菌による感染症，さらには心筋梗塞や脳卒中といったご病気の危険も増加します．

患者B：怖いですね．食事には気をつけます．

医師 ：以前食事指導を行いましたが，もう一度行いましょう．あと，定期的に運動されていますか？

患者B：犬の散歩とか，できるだけ歩くようにしています．

医師 ：それは，素晴らしい．できれば毎日，時間的には20～30分，休ま

運動してください．ウォーキングで結構ですが，腕をしっかり振って鼻歌を歌えるぐらいのスピードでは遅すぎます．少し汗をかくぐらいのスピードで歩いてください．日常エレベーターを極力避け階段を使用し，近くであれば車を使用せず歩きましょう．

患者B：わかりました．

● **コントロール不良の糖尿病患者さんへのカウンセリングのポイント**

　糖尿病患者さんの管理法を簡潔に"糖尿病管理のABCDE"として**表1**に示しました．それぞれの項目における目標値は心筋梗塞や脳卒中を含めた合併症を予防することがわかっています．現在無症状であっても，油断せず合併症の予防に努めるよう定期外来にて指導を行い，自己血糖測定帳とともに，**表1**の**"ABCDE"**を毎回ノートに記録させ確認してください．また，特に定期的に行うべき合併症の検査とその頻度を**表2**に示しました．参考にしてください．

　禁煙，禁酒同様ライフスタイルを変えるのは並大抵の努力では難しいです．経過がよければ定期外来にて「これだけ健康に配慮できるのは並大抵なことではありません．よく頑張っていますね」と褒めてあげることも重要です．

表1 ● 糖尿病管理のABCDE

検査項目	目標値
A：HbA1c（過去約3カ月間の平均した血糖の推移を反映する）	6〜7％未満
B：Blood pressure（血圧）	130/80未満　タンパク尿を認める場合120/75未満
C：Cholesterol（特にLDL，HDL）	LDL＜100 mg/dL，HDL＞40 mg/dL（男性），HDL＞50 mg/dL（女性）
D：Diet（食事）	低カロリー食（1日のカロリー量＝理想体重kg×22.5）．減量（目安：空腹時血糖 108〜144 mg/dLの人：10 kg，216〜252 mg/dLの人：22 kg）．
E：Exercise（運動）	減量の有無にかかわらず運動によりインスリン抵抗性を改善し血糖値を改善する．有酸素運動を毎日20〜30分以上行う（最低でも週5回以上）．

表2 ● 糖尿病合併症の評価

評価項目	眼科検査：糖尿病性網膜症．	足の診察：糖尿病性末梢神経障害・末梢血管障害．	微量アルブミン尿測定：糖尿病性腎症．	冠状動脈疾患（CAD）の評価．
内容	散瞳後眼底検査およびその他眼科検査．	足部潰瘍や末梢循環障害の有無，モノフィラメントでの感覚チェック，足部ケア教育など．	24時間蓄尿あるいは早朝尿による尿検査．	CADの症状・危険因子の評価．必要であれば運動負荷試験を考慮．
頻度	1型糖尿病：初回検査は診断後3〜5年以内に1度．2型糖尿病：初回検査は診断後直ちに．1型・2型ともにその後は1年ごとに再検査（網膜症などあればさらに頻回に行う）．	1年ごと．	1型糖尿病：初回検査は診断後5年以内に1度．2型糖尿病：初回検査は診断後直ちに．1型・2型ともにその後は1年ごとに再検査．	1年ごと．

4章 艱難辛苦！？外来診療でよくあるエピソードと対策　カウンセリング 35

うつ状態の患者さんが受診したら

どうしたら良いのか？

● 対応例

医師：これからご気分のことなど，いくつか質問をさせていただきます．最近よく眠れますか（lack of sleep）？

患者：寝ても3時間ぐらいで起きてしまいます．

医師：以前興味があったことで，今興味がなくなってしまったことはありますか（loss of interest）？　趣味とか．

患者：ゴルフによく行っていたのですが，面倒で行かなくなりました．

医師：罪悪感をもったことはありますか（guilty）？

患者：ありません．

医師：いつものような意欲やエネルギーはありますか（lack of energy）？

患者：あまりやる気が起きないです．

医師：集中力はどうでしょう（lack of concentration）？

患者：あまりよく集中できません．

医師：食欲はありますか（loss of appetite）？

患者：あまり食欲ありません．最近1カ月で3kg減りました．

医師：〔患者さんに精神運動興奮（興奮と情動不安など）がないか観察する（psychomotor agitation）〕

医師：自分や他人を傷つけたり，自殺を考えたことはありませんか（suicide）？

患者：ありません．

医師：今，うつ病の検査を行いました．いくつかの項目で異常が認められ，うつ病の可能性があります．うつ病はどんなご病気かご存じですか？

患者：頭がおかしくなったのでしょうか．

医師：うつ病というのは，頭がおかしくなったわけではなく，頭の中の化学物質のバランスがくずれて，お話いただいたようなさまざまな症状が出てくるご病気で，非常によくみられます．幸いなことに症状を軽減するさまざまなお薬があります．ただ，お薬も適切なカウンセリング

を組合わせて行うことで最大の効果が得られると言われています．今日はお薬を少量から開始し，カウンセリングのために心療内科の先生をご紹介しますがいかがでしょうか？

患者：よかった，頭がおかしくなったわけではないのですね．よろしくお願いします．

● うつ状態の患者さんへのカウンセリングのポイント

　以下"SIGECAPS"の質問でうつ病のスクリーニングを行ってください．これら質問のいくつかに引っかかる場合，うつ病の可能性がありさらなる評価が必要になります．心療内科や精神科の先生にコンサルトも考慮してください．また，「うつ病」＝「はずかしい病気」＝「精神病」などと誤解をしている患者さんもおられるので誤解を解いてあげてください．

● うつ病のスクリーニング"SIGECAPS"[1]

S：Sleep	睡眠障害の有無
I：Interest	興味減退の有無
G：Guilty	罪悪感の有無
E：Energy	意欲・エネルギーの減退
C：Concentration	集中力の欠如
A：Appetite	食欲減退
P：Psychomotor agitation	精神運動興奮・情動不安の有無
S：Suicide	自殺企図の有無

文献

1) Le, T. et al. : FIRST AID FOR THE USMLE STEP 2 CS. Second edition. McGwaw-Hill, 2007

4章 艱難辛苦！？外来診療でよくあるエピソードと対策　カウンセリング 36

不特定多数の人と性行為をもつ患者さんが受診したら

どうしたら良いのか？

● 対応例

医師：性感染症などの危険が増加するためお話をお聞きしますが，性交渉はもたれておられますか？

患者：はい．

医師：パートナーにつき少しお聞かせください．奥さまですか？

患者：はい，ただ数人ガールフレンドもいます．

医師：コンドームは使用されていますか？

患者：妻とは使用しています．ただガールフレンドはピルを服用しているので使ってません．

医師：コンドームの使用により性感染症のリスクを減らせることがわかっています．次回から使用していだけませんか？

患者：使ったことはあるけどあまり好きじゃないからね．

医師：そうですね．ただ，くり返しになりますが，性感染症のリスクが増加することが心配です．HIV，ヘルペス，クラミジア，その他いくつものご病気にかかるリスクがあるのですよ．ご病気になると，オシッコするときに痛くなったり，女性では不妊の原因になったり，さらにはHIVでは死にいたることもあるのです．あなたのパートナーの誰か1人でも性感染症にかかっているのなら，奥さまも含めパートナー全員が感染してしまう可能性があります．ぜひコンドームを使用してください．何かご質問はございますか？

患者：わかりました．特に質問はないです．

● 不特定多数の人と性行為をもつ患者さんへのカウンセリングのポイント

性に関する話題は，"聞きにくいけれどときに聞かねばならない質問"です．まず，医師−患者関係，つまりラポールの構築が重要であることは皆様もおわかりでしょう．ただ，緊急時など，時間が十分かけられないこともあります．私は，性的活動性に関して質問する場合は，どんな状況であれ，"前置き"として質問する理由を説明してから尋ねるようにしています（例：骨盤内感染，不妊の原因になること，HIV感染のリスクが増加することなど）．

また，このような聞きにくい質問を行うときには，患者さんがもつ他者に立ち入られたくないという"ネガティブフェイス*"を脅かさないように配慮して，立ち入る理由を述べたり，敬語を使って敬意を表したりする言語行動（ネガティブ・ポライトネス・ストラテジー**）が重要になるのです．

* ネガティブフェイス：人間の基本的欲求の1つで他者に立ち入られたくない，邪魔されたくないという欲求．
**ネガティブ・ポライトネス・ストラテジー：ネガティブフェイスを脅かさないように配慮して立ち入る理由を述べたり，敬語を使って敬意を表したりする言語行動．ほかに，相手の負担を軽減するように言う，侵害せざるを得ないことを謝罪する，習慣的な間接表現を使って婉曲に言うなどのストラテジーがある．

（国立国語研究所上席研究員 吉岡泰夫先生の言葉および文献1より）

文献
1）吉岡泰夫（研究代表者）：医療における専門家と非専門家のコミュニケーションの適切化のための社会言語学的研究．日本学術振興会科学研究費補助金基盤研究C研究成果報告書，2007

4章の参考文献
1）Le, T. et al.：FIRST AID FOR THE USMLE STEP 2 CS. Second edition. McGraw-Hill, 2007
2）奈良信雄：信頼される医師になるための患者さんとのコミュニケーション．研修医通信，2004

Column 患者さんからの付け届けへの配慮

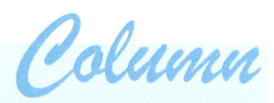

　患者さんから現金・品物にかかわらず，金品を受け取らないことは原則です．医療従事者であるわれわれは患者さんに対して最善の医療を提供する義務があります．患者さんと医療従事者はあくまでも対等（対等といっても苦痛を伴う患者さんとそれを診療する医師という関係のため，どうしても医師が上位にいることも認識が必要）な関係でなければなりませんし，金品を受け取ることによって医療の内容が変わるようなことがあってはなりません．

　入院の患者さんからの付け届けへの断り方の例：
「誠に失礼でございますが，病院の規則として金品は頂戴しないことにさせていただいております．もし時間がございましたら，退院後のご様子をお知らせいただければ幸いでございます．私たちにとりましては，それが一番うれしいことでございます」

5章 患者クレームを上手に処理するポイント 1

概論：
日本に迫ってきた防衛的・萎縮医療

　昨今，医療紛争に関するニュースが毎日のように飛び込んできます．そのような状況の中で，米国で学んだリスクマネージメントに関する情報は，とてもタイムリーかつ，参考になる点が多くここで紹介させていただきます．

■ 日本でも増加する医療紛争・訴訟

　日本の医療は「総合世界一」（WHO：world health organization，世界保健機関の判定）を続けてきました．これはよい患者―医師関係をもとに，医療紛争・訴訟も少なく，その対応費用を計上せずに済んだことが1つの理由としてあげられています．しかし，昨今日本でも訴訟が徐々に増加してきており，患者さん中心ではなく，あまりにも自己防衛に徹した形で医療行為を行うようなスタンスが見受けられるようになってきており，今後，これ以上米国に追随してほしくないと願っています．ただ，日本病院会が会員病院を対象に医療紛争に関して行ったアンケート調査[1,2]では，2,535病院の勤務医5,635人が答え，すでに"防衛的医療"が始まっていることを示しています．調査結果をご紹介しますと，勤務医の26％が医療訴訟を起こされたか，起こされそうになった医事紛争を経験し，その内訳は「訴訟を起こされたことがある」が6％，「紛争になったが，訴訟を起こされずに終わった」が20％，「医療紛争の経験はない」は71％であったそうです．さらにこの調査では訴訟による診療への影響としては，70％が「防衛的，萎縮医療になりがち」と回答しており，訴訟にならないよう念のために行う本来なら"必要がない"検査・治療も増え（防衛的医療），その逆に今まではいちかばちか行っていた危険を伴う治療は行わない（萎縮医療），いわゆる"防衛的・萎縮医療"が進んできています．

　さらに，このような状況で医療従事者の職場環境は決してよいとはいえません．同様の調査では，医療過誤と勤務状態の関連について複数回答で尋ねたところ，半数を超えたのは71％の「過剰な業務のため，慢性的に疲労している」，63％が「患者が多く，1人当たりの診療時間などが不足がち」，58％が「医療技術の高度化などで医師の負担が急増している」とあり，医療従事者の無休・残業・奉仕によって国民皆保険制度を守ってきたわが国で，職場環境が改善していないことが明らかになりました．

◼ 「地雷を踏まないように,常に自分を守ることを考えて診療をしなさい」

これは,米国のある開業医が,将来開業をめざす医師たちに向けてアドバイスをされた言葉ですが,この言葉は今の訴訟社会米国の状況を切実に反映しているように思えました.米国では医療過誤による訴訟を恐れることにより,医師に以下のような変化がみられるそうです[3].

1. 必要でない検査を念のために行う.
2. 必要でない専門科へのコンサルトを念のために行う.
3. 必要でない侵襲的な診断学的検査をする.
4. 医学的判断では特に抗生物質や,その他の薬剤は必要ないと考えられるが,念のためにそれらを処方する.

これら4つの特徴は日本で行った調査と類似する結果です.さらに最近のThe Center for Studying Health System Changeからの報告では,開業医が"医療過誤危機"を恐れるあまり,患者さんを外来で治療するより,救急室に送ったり,病院に入院させることが多くなっているそうです.

米国のある州では2002年の初めの3カ月で驚くことに,2,700万ドル(30億円)以上が医療過誤に対する報酬として確定し,これに伴って,医療過誤の保険が高騰,医師不足を引き起こしたそうです.また,ある郡では,年間の保険料が2,800ドルから105,000ドルにまで高騰し,2001年まで6人いた産婦人科医が3人に減りました.ある州の胸部外科医の中には,あまりにも医療過誤保険料が高いために,外来を一般外科に転科した者がいるそうです.このような状況で,患者さん,弁護士のなかには,医療過誤訴訟で一角千金"Jackpot justice"を狙う者もいるようで,司法制度では,もはや何が正しくて,何が正しくないかを決めることができないのではないかという疑問が生じてきています.

文献
1) 社団法人日本病院会
   http://www.hospital.or.jp/
2) 社団法人日本病院会地域医療委員会:勤務医に関する意識調査報告書.2006
   http://www/mhlw.go.jp/shingi/2007/04/dl/s0410-4b.pdf
3) Medical-Legal Issues. In More Than Medicine. A Supplement to Resident & Staff Physician, Spring/Summer, 2002

5章 患者クレームを上手に処理するポイント　2

訴訟大国米国にみる訴訟にならない患者─医師関係の構築

米国では年々訴訟は増え続けています．日本でも同様の現象が起きていることは前述しましたが，米国で起きている訴訟の背景，理由，さらにはその対策が参考になるでしょう．以下の4つに分けてご紹介したいと思います．

1．なぜ最近訴訟が増えているのか？　その背景
2．なぜ患者さんは医師を訴えるのか？
3．賠償金を払うことになるようなコミュニケーションエラーをどのように防ぐか？
4．インフォームドコンセント・リフューザル（説明と同意，説明と拒否）について

なぜ最近訴訟が増えているのか？　その背景

米国で訴訟が増加している背景には以下の7つの要因が考えられており，それぞれについてご紹介します．

1．患者さんの権利保護，プライバシーの保護

HIPA規則（Health Insurance Portability and Accountability Actの略で"医療保険の携行と責任に関する法律"と直訳でき，2003年に米国で発効された医療情報の電子化の推進とそれに関係するプライバシー保護やセキュリティ確保について定めた法律）など昨今患者さんの情報の完全・機密性の確保，プライバシーの順守は非常に厳しく規制されるようになりました．

1つの例をご紹介します．日本からハワイ大学に医学生や研修医などが研修に行く機会があるのですが，以前は研修で担当する患者さんを割り振られ診察をしたりカルテを書いたりすることができました．しかし，現在では研修生は患者さんに指一本触れることは許されず，カルテを見ることも禁止されていると聞きます．個人のプライバシーの保護のためだそうです．

2．コンピュータテクノロジーの発達（電子カルテ，Palmなどのポケットコンピュータ，Emailによる患者さんとのコミュニケーション）

日本の方が電子カルテ技術は進んでいますが，以前のペーパーの時代と異

なり，すべての情報にすぐにアクセスできる時代です．患者さんからもカルテ開示は求められています．患者さんからEmailで質問が寄せられることもあり，診察をせず答えないといけない状況も生まれます．コンピュータに頼り過ぎることによるミスも出るかもしれません．

3．患者さんがインターネット情報をより信頼

インターネットの情報の数十パーセントは正確でないといった認識をもたず，失敗談，訴訟の経験なども多く紹介されています．筆者が米国留学中には，外来でもインターネットの情報をコピーしてきて1つ1つ質問される患者さんも多くいました．

4．医師・薬剤師を通さない薬剤の売買の増加

痛み止め，胃薬など日本では処方箋がないと購入できない薬剤が，米国では市販の薬剤として購入することができます．

5．医師以外で患者さんのケアを行う人の増加

典型的な米国の病院では日本の病院の数倍の医療従事者が勤務しており，分業が非常に進んでいます．例えば，日本ではほとんどの場合医師が行っていますが，米国では点滴を行うスペシャリスト，採血をするスペシャリスト，患者さんを運ぶスペシャリストがおり，その分GDP比でみると日本の2倍近くの医療費を使っています．一方で，患者さんは誰に聞いたらいいのか，主治医が誰なのか迷ってしまうケースもあるようです．

6．デイサージェリーなど外来で行われる手術・侵襲のある検査の増加

米国では入院費は非常に高く，日本では1週間以上入院する手術も日帰りで行っています．必要のない入院は減って医療費が抑制できるかもしれませんが，"念のために何かあったときのために入院"はできず，術後合併症の早期発見が遅れる場合もあるかもしれません．

7．インターネットを使った医療の増加

遠隔地にて診察をせず簡単な患者情報，写真，映像，検査結果のみで判断するようなテレメディシンも発達してきています．便利で人員削減もできるかもしれませんが，機械に頼りすぎるあまりエラーが出ることもあるでしょう．また，今までの経験から目の前の患者さんを診察したときに感じる直感

により回避できた事故なども防げなくなるかもしれません．

◼ なぜ患者さんは医師を訴えるのか？

　それではなぜ患者さんは医師を訴えるのでしょうか．米国では，誤診（がん，心筋梗塞，骨折）や投薬ミスに対する訴訟において，最も高い賠償金が支払われているそうです．ここで，筆者が研修を行ったハワイ州での訴訟ケースの4つの特徴をご紹介します．

> 1．不適切な治療・処置（訴訟全体の30％）：特に手術，救急処置，術後モニター，出産後，出産前ケア，精神病評価にて．
> 2．誤診あるいは診断の遅れ（訴訟全体の28％）：特にがん（乳＞大腸＞メラノーマ＞肺＞直腸）．
> 3．その他（訴訟全体の25％）：インフォームドコンセント，監督ミス，性的な問題，適切な検査を怠る，検査結果を伝えなかったなど．
> 4．薬剤に関するもの（訴訟全体の13％）：処方・投薬ミス，薬剤モニターミス，投薬開始の同意をもらっていないなど．

◼ 賠償金を払うことになるようなコミュニケーションエラーをどのように防ぐか？

　訴訟になる背景，その理由をご紹介しましたが，誤診があったからといって必ず訴訟になる訳ではありません．訴訟になるケースの特徴としてミスコミュニケーション，コミュニケーションのエラーが非常に重要な要因であることがわかっています．以下にあげる特徴は特に訴訟ケースで見受けられるコミュニケーションエラーですので参考にしてください．

> 1．医師が患者さんに重要な情報を言い忘れる．
> 2．医師が患者さんに伝えたつもりの情報・指示が患者さんには理解されていない，あるいは，受け入れられていない．
> 3．重要な患者情報がコンサルト医に伝えられていない．

　コミュニケーション，つまり問診時に重要なことは，なぜ病院に来たか，どのような症状か，何が問題なのかなど，患者さんが訴えたい情報を聞く時間を十分にとることであることがわかっています．当たり前だ，と思われる

方もおられるかもしれませんがどうでしょう，1〜2分も待ち切れずに患者さんの訴えをさえぎっていませんか？ 米国医学学会誌の報告[1]で，264人の診療面接を録音した調査では，以下にあげるように医師がいかに患者さんの話を十分に聞いていないかが明らかになりました．

> 1．患者さんが話しはじめて23秒後に医師は話を中断する．
> 2．その中断は，患者さんが最も医師に伝えたい問題を話しているときに起こることが多く，全体の28％の患者さんしか自らの病状をすべて話すことができなかった．

2章21でもご紹介しましたが，外来開始後1〜2分は患者さんの時間として口にテープを貼っておきましょう！

また，医師は患者さんが理解していると思っていても，患者さんは医師の言葉をよく理解していないことが認められるそうです．例としては，「B型およびC型肝炎の検査は"陰性"でした」，「胸部X線検査は"陰性"です」，「深夜以降"NPO（Not per osで経口摂取不可のこと）"にしてください」，「"下肢を挙げて"ください」，「"軽い動作"はOKです」など医師・看護婦など医療関係者には理解できても，患者さんには理解できない指示がたびたび見受けられるそうです．コミュニケーションエラーをなくすためにも医学用語は使わず，重要な情報であればなおさら患者さんが理解したかどうか確認をとりながら病気，治療方針の説明を行っていく必要があるでしょう（4章15参照）．

その他，ミスコミュニケーション，コミュニケーションのエラーを防ぐために以下の注意が必要であると考えられています．

> 1．解決されていない問題点をその後の診療でしっかりとモニター・フォローする．
> 2．患者さんの訴えを決して無視しない．
> 3．検査結果はわかり次第，直ちに患者さんに伝える．
> 4．他のコンサルト医などと十分な情報交換をする．
> 5．必ず患者さんの電話にはしっかりと答える．
> 6．患者さんに以下の教育をする．
>   ①服用薬について．
>   ②手術，検査について．
>   ③医師の指示に従い，何か問題があれば報告し，再診に来るよう伝える．

7．診察の最後に「何か質問はありますか？」と必ず聞く．

　上記に細心の注意を払いコミュニケーションエラーをできるかぎりなくし，よりよい患者―医師関係の構築に役立てば幸いです．

■インフォームドコンセント・リフューザルについて（説明と同意，説明と拒否）

　以下1914年にニューヨークの上級裁判所から出された判決をご紹介します．"成人した人間はみな，自分の身体に行われるあらゆる行為に対し決定権がある"（Hon. Nathan Cardozo, Justice. New York State Supreme Court, 1914）

　同様に，"すべての患者は，手技・治療を拒否する権利をもっている"とあり，すべての内科・外科的治療，診断あるいは治療のための手技の前に，患者さんあるいは患者さんの後見人より，以下の項目に関して説明し同意を得ることが義務付けられています．

1．治療・手技が行われる状態・病名．
2．行われる治療・手技の概要説明．
3．行われる治療・手技により得られる（期待される）結果・効果．
4．提案された治療・手技とは別に，選択可能な治療・手技についての説明と期待される結果・効果（すべての治療・手技を行わないという選択肢も含む）．
5．（提案された治療・手技時，その他選択可能な治療・手技時，すべての治療・手技を行わない場合，それぞれについて）考えられる合併症，致命率．
6．はじめに提案された治療・手技ではなく，その他の選択可能な治療・手技を選んだ場合の利点．

　上記の説明と同意の後，同意書に患者さんよりサインをもらい，医師もサインをし，そのサインした同意書のコピーを患者さんに渡します．また，診療録に話し合われたこと，患者さんが同意したことをしっかり記すことは単なる同意書より重要です．

　すべての患者さんは，治療，薬剤，手術，コンサルト，検査，入院を拒否する権利をもっています．多くの米国の裁判所では，患者さんが拒否した場合に，医師はその拒否により起こりうる危険について患者さんへ説明する義

務があるとしており，それに患者さんが同意した場合，患者さんの決定は，"拒絶同意""インフォームドリフューザル"となるのです．

最後に同意書の診療録記載例をご紹介します．ただ，本当は，完全な説明と同意があり，よりよい患者―医師関係が構築でき，訴訟がなければ書面での記録もいらないとは思うのですが．

【診療録記載例】
私は，患者（or 後見人）○○に，[治療 or 手技]の目的，利点，考えられる危険に関して説明を行った．この危険は，出血，感染症に限らず，[周囲□□組織，××臓器；その他の損傷]も含まれる．また，その他の選択肢[△△]，すべての[治療 or 手技]を行わない場合，それによる利点と危険についての説明を行った．私は，すべての患者（or 後見人）○○の疑問に答え，患者（or 後見人）○○はその危険を理解し，同意をした．

文献
1）Marvel, M. K., et al. : Soliciting the Patient's Agenda: Have We Improved ?. JAMA, 281 : 283-287, 1999

Column

EBM（Etiquette Based Medicine）の実践 ～エチケットに基づく医療～

患者さんの医師に対する苦情では，患者さんの批判を共感されていないと感じることとは無関係な，「先生はコンピューターの画面ばかり見ていた」などのマナー不足による不服が多いそうです．

医学教育や卒後研修では，臨床医の共感，好奇心，思いやりを育成しようとする試みは存在しますが，医師と患者関係でよいマナー・直接的なよい行動を系統的に教える"エチケットに基づく医療"に重点をおいた教育はないに等しいです．ハーバード大学精神科Kahn医師が推奨する，患者満足度を上げるために入院患者の初診時に用いるエチケットのチェックリスト[1]を以下に示します．

1. 入室の許可を求め，返事を待つ
2. IDバッジを見せながら，自己紹介をする
3. 握手をする（必要であれば手袋を着用）
4. 腰を下ろす（適切な場合，笑顔で）
5. チームにおける自分の役割を簡単に説明する
6. 入院していることについてどう感じているかを患者に尋ねる

このチェックリストは，医師がどのように感じるかではなく，どのように行動するかについてのみを取り上げ，研修医がすぐに実践できるものです．上記握手に関しては挨拶としては日本ではあまりなじまないので少し会釈をする程度でいいと思います．私も意識して自己紹介をしてベッドサイドで腰を下ろし患者さんの目線で話しをするよう心がけています．

文献
1）Kahn, M. W. : Etiquette-Based Medicine. N Engl J Med, 358 : 1988-1989, 2008

6章 米国式外来研修指導のシステム　1

ACGMEの研修認可基準と米国内科外来の事例紹介

　米国で卒後研修を行う利点として，全米いずれの研修プログラムで研修を行っても，研修終了時にはある一定水準以上の臨床能力を身につけることができることがあげられます．これに大きく貢献しているのがACGME（Accreditation Council for Graduate Medical Education：卒後医学教育認可評議会）という機関です．全米に存在する研修プログラムはACGMEの認可なしには，国からの補助金も得られず，また，研修終了後に受験する専門医試験の受験資格も取得できないために研修医が集まらないことになり，病院にとっては死活問題となります（日本では厚生労働省が臨床研修指定病院という形で認可を行っているのとほぼ同様でしょう）．

　外科内科問わずどのようなプログラムでも，ACGMEから認可されるためには，それぞれの科に細かく定められた基準を満たしていなければなりません（詳しくはwww.acgme.orgを参照）．これらの基準のほとんどは，研修医の権利，教育機会を確保することを目的に作られており，この基準（内科）を以下に少しご紹介します．

基準その1

　指導医は，1年間に平均して20週間以上は研修医の教育に当たること．そして，指導医は常に最新の医学知識を身につけられるよう，勉強会に参加する義務があり，また，指導医は研修医の精神的なサポートをしなくてはならない．

基準その2

　teaching program（教育プログラム）として，指導医による最低週に3日の回診（最低計4時間半以上），journal club（抄読会），grand roundsなどを含めた，教育のための充実したconference（カンファレンス）の設置，また，基礎研究を行える環境をつくること．そして，これも非常に大事なことだが，指導医から直接（基本的には毎月）書面でのevaluation（評価）を受け，フィードバックを受けることも義務づけられている．内科以外の科においても，一般内科医として必要最低限の他科の知識を得ることができるようにしなくてはならない．

🏁 基準その3

　教育を行う病院は，24時間アクセス可能な図書館，カルテ管理室など，常に過去のX線を含めた検査データを見ることができるよう義務付けられている．また研修医は単なる静脈ライン確保者，採血者，運搬者となるのではなく，病院側は24時間これらを行う入院患者サポーターを配置しなくてはならない．

🏁 基準その4

　研修医は，病棟研修時の当直は3日おき，週に合計80時間以上入院患者さんの診療業務に当たってはいけない．1年目の研修医は，24時間で新入院患者さんは5人まで，48時間以内で8人まで，全受け持ち患者数は12人を超えてはいけない．また週に必ず1日の休暇が義務付けられている．

🏁 外来研修の基準

　さらに，3年間の内科初期研修において，特に"外来研修"についても以下のような基準を設けています．

- 初期研修期間の最低3分の1は外来研修であること（外来研修には総合内科の継続外来，各種専門科外来，開業医のオフィスでの研修，救急外来，在宅などが含まれる）．
- そして，そこでは必ず指導医からの教育を受けること．具体的には，各研修医は半日のセッションで最低30分以上指導医と接触をもつこと．
- 1人の指導医が担当する研修医や学生は合計5人まで．
- 研修医が，適切なタイミングで各専門科のコンサルトを十分に得ることができること．
- 看護師，ソーシャルワーカー，通訳，栄養士など，他の医療従事者といつでも連携できること．
- 最低週半日の継続外来を3年間（少なくとも108週）担当し，そこでは継続外来の中断は1カ月を超えてはならない（休暇期間は除外）．
- 集中治療科，救急科，他施設で行う短期研修（away-elective）中，夜間シフト（night float）中は継続外来を中断することが可能．
- 半日の外来で担当する患者数（1年を通じて平均数）は，1年目3～5人，2年目4～6人，3年目4人以上で慢性疾患患者さんを長期にフォローすること．

- 継続外来中は，病棟業務やコンサルテーション業務からできるだけ離れること．
- 救急科研修を最低4週間行うこと．

　外来，病棟研修，講義の基準の一部をご紹介しましたが，ACGMEの認可を受けるために上記以外にも細かく基準が設けられており，基準を満たしたプログラムは2～5年に1度認可の更新が行われています．ACGMEによるいわゆる"監査"により，各研修プログラムはある一定の臨床教育水準を維持しているのです．

米国での外来研修の流れ

　ここで，実際に一般的に行われる外来研修の流れをお話します．
　まず，研修医が患者さんを診察室へ迎え入れ，問診・診察を行います．その後，診察室を出て別室で待機している外来担当指導医にプレゼンテーションします．鑑別疾患を議論し，必要な検査，治療などある程度の方針を決定してから指導医と一緒に診察室に戻ります．短い時間ですが指導医も問診・診察を行い，必要なら患者さんにある程度病状説明を行います．当初の方針から変更がなければ指導医は外に出ますが，もし変更があれば研修医とともに一度診察室を出て指導するか，診察室内で患者さんの前で研修医に指導します．その後，研修医は単独で，今後行われる検査や治療，その後のフォローアップについて説明し，セッションが終わるといった流れです．
　指導医が診察室に入る前，あるいは診療終了後に1～2分のミニレクチャーが行われることもあります．
　新患では約30分，フォローアップ患者さんでは15～20分の時間が割り当てられており，大変贅沢な研修です．

6章 米国式外来研修指導のシステム 2

米国リウマチ科専門外来の事例紹介

　3年間の総合内科研修を終え，筆者は2年間のリウマチ科専門研修（フェローシップ）を行いました．リウマチ膠原病患者さんの多くが外来で治療を受けられるようになってきており，外来教育がリウマチ科フェローシップの中核となっています．ACGMEの基準によれば，「2年間のフェローシップを通して，半日外来を最低週に3日は受け持つ必要がある」とされています．私が研修を行ったニューヨーク大学のプログラムでは，1年目に週4回の半日外来〔2回の継続外来，1回の在郷軍人（veterans administration：VA）病院外来，1回の特殊外来〕，2年目に週に2回の半日外来（2回の継続外来）という**表**に示すようになっており，リウマチ膠原病専門科研修（フェローシップ）において，いかに外来研修のウェイトが高いかが理解していただけるはずです．

　さて，外来でのフェローの役割はどうでしょうか．基本的な流れは既述し

表　ニューヨーク大学リウマチ膠原病科フェローシップのスケジュール

月曜	火曜	水曜	木曜	金曜
8:30〜9:30 research in progress（1週目）journal club（2〜4週目）	8:00〜9:00 ベルビュー病院 case conference	9:15〜10:15 rheumatology/nephrology/pathology joint conference（3週目）	8:30〜9:30 seminar series	8:00〜9:00 VA case conference
	9:00〜13:00 SLE clinic◯		10:00〜11:30*4 osteoporosis clinic◯	9:00〜13:00 VA clinic◯
12:00〜13:00 pulmonary conference（1週目）	13:00〜16:00*1 uveitis and autoimmune eye disease clinic◯	9:30〜12:30*2 pediatric rheumatology clinic	12:00〜13:00 radiology meeting（1週目）meet the professor rounds（4週目）	
11:45〜13:00 reading club（2〜4週目）		13:00〜16:00*3 connective tissue diseases dermatology clinic	13:00〜16:00 arthritis clinic◯	
		16:00〜17:00 rounds with Dr. Gary Zagon	17:30〜18:30 special grand rounds（4週目）	

◯：外来研修
＊：1年目に担当する特殊外来で，1月ごとに＊1〜＊4をローテーション

た内科外来研修と同様ですが，新患であろうとフォローアップ患者さんであろうと，まず問診・診察を行います．その後，別室に指導専任で待機している指導医に簡単にプレゼンテーションを行い，アセスメントとプランを決め，指導を受けます．必要であれば一緒に診察室に行き確認をし，特に問題がなければフェローが患者さんに説明を行い検査のオーダー，処方を行うといった流れです．

新患では約30分，フォローアップ患者さんでは約15分の時間が割り当てられており，日本の3～5分診療とは異なります．

以下，各外来に関して簡単に解説します．疾患も多岐にわたっており，プログラムは受け入れた研修医を2～3年で暖簾分けするつもりで真剣に鍛え上げていました．各科問わず，研修プログラムの構築に少しでも参考になるように例としてご紹介いたします．

専門外来

2年間を通しての継続外来

● lupus clinic

半日で新患を1～2人，フォローアップ患者さんを4～5人の計5～7人の患者さんを担当します．疾患はSLE（systemic lupus erythematosus，全身性エリテマトーデス）が80～90％，約10％がMCTD（mixed connective tissue disease，混合性結合組織病），強皮症，多発性筋炎，その他の疾患が数％を占め，その名の通り主にSLE患者さんを診るクリニックです．ループス腎炎があれば腎臓内科フェローと，MCTDで肺高血圧症や間質性肺炎があれば循環器内科や呼吸器内科フェローと，DLE（discoid lupus erythematosus）やSCLE（subacute cutaneous lupus erythematosus，亜急性皮膚エリテマトーデス）などの皮膚症状があれば皮膚科レジデントと連絡を取り診察治療を行っていきます．また，腎炎，間質性肺炎などでシクロホスファミド治療などのため入院が必要な症例では，一般内科のレジデントに連絡を取り，一般内科チームへの入院手続きを行いますが，入院中の主治医はあくまで総合内科チームであり，われわれフェローはコンサルタントとして入院ケアにかかわっています（例：点滴シクロホスファミド治療のみでは通常2日間の入院です）．

● arthritis clinic

半日で新患を1～2人，フォローアップ患者さんを4～5人の計5～7人の患者さんを担当します．疾患はRA（rheumatoid arthritis，関節リウマチ）

が約50％，骨関節症が10〜20％，乾癬性関節炎を含めた血清反応陰性脊椎関節症（seronegative spondyloarthropathy）が約10〜20％，線維筋痛症が約10％，痛風などの結晶性関節炎が約5％，その他が数％となっています．RA患者さんのほとんどがDMARDs（disease modifying antirheumatic drugs，疾患修飾性抗リウマチ薬）（ほとんどがメトトレキサートを使用）あるいはTNF-α阻害剤を使用しており，それら薬剤の効果，副作用のモニターなども学ぶことができます．

1年目のみ担当する外来（1年間を通して）

● VA clinic

在郷軍人病院にあるクリニックで，患者さんは主に退役軍人です．比較的年配者が多く，アルコール依存症の既往をもった肥満男性も決して少なくないです．疾患は，痛風・偽痛風などの結晶性関節炎が約30〜40％，骨関節症が20％，RAが20％，線維筋痛症が約10％，adhesive capsulitis（癒着性関節包炎），腱滑膜炎，滑液包炎などが10％，高齢者に多いリウマチ性多発筋痛症や側頭動脈炎が5％，その他の疾患が数％といった割合です．common diseaseを診ることが多く，半日の外来で平均新患1〜2人，フォローアップ6〜7人の計8人の患者を担当します．関節穿刺，ステロイドの関節内注射などは頻繁に行い，リウマチ科の唯一の手技を学ぶ絶好の機会となっています．また，アセトアミノフェンやNSAIDsの使用法，その副作用の管理なども十分に学ぶことができます．

1年目のみ担当し1月ごとにローテーションする特殊外来

● uveitis and autoimmune eye disease clinic

ブドウ膜炎（uveitis）の20〜30％には基礎疾患として自己免疫疾患が隠れているといわれているため，ブドウ膜炎の診断・治療を学ぶよい機会です．このクリニックは，眼科のサブスペシャリティークリニックであり，眼科レジデントとともに，細隙灯検査を行ったり，Sjögren症候群の診断のためShirmer試験，角膜上皮異常の検索としてrose bengal試験を見学したりします．

● pediatric rheumatology clinic

小児を中心に20歳までの患者さんはこのクリニックでフォローされています．疾患は，若年性関節リウマチ（juvenile idiopathic arthritis：JIA，以前のJRA）やSLEが中心で，その他皮膚筋炎などもときどきみられます．pediatric rheumatologist（小児リウマチ科医）は米国でも少なく，小児科のレジデントも外来に参加します．ここでは，リウマチ疾患での小児に特異的な症状を学び，その管理の仕方，遊びたい時期に痛みや病気のためそれが制限され，さらに，学校を休み外来に来るという状況を理解し，慢性疾患をもつ両親も含め，精神的ケアも学びます．必要であれば精神科やカウンセラーにコンサルトを行っています．

● connective tissue diseases dermatology clinic

　Dr. Andrew Franks（皮膚科，内科，リウマチ科のすべての専門医をもっている）の指導の下，皮膚科レジデントが主に診察，プレゼンテーションをし，治療方針を決定していく流れを見学します．患者数は約3時間の外来で新患，フォローアップ患者さん含めて10～12人ぐらいです．この外来にはニューヨーク州全体，さらに，それ以外の州からも患者さんが紹介されてきており，膠原病の皮膚病変を学ぶ絶好の機会となっています．ある外来では，2人の皮膚筋炎の初発と1人のフォローアップ，2人のDLE，2人の強皮症，1人の好酸球性筋膜炎，Sweet病，SLEに合併した壊疽性膿皮症の計10人の患者さんを診察しました．

● osteoporosis clinic

　約1時間のクリニックですが，骨粗鬆症の専門家（内科のリウマチ専門医）とともに2～3人の患者さんを診察します．白人閉経後女性が，骨粗鬆症および関連骨折に罹患する危険が最も高いといわれており，多くの患者さんが受診されます．米国では，骨粗鬆症は内科が主に診療，治療を行っていて，整形外科医には，大腿骨骨折など，手術が必要なときにのみコンサルトが行われ，いわば"手技屋"に徹しているのです．ここでは骨粗鬆症の診断，治療戦略やフォローアップの仕方などを学びます．

6章 米国式外来研修指導のシステム　3

Yale大学消化器科外来の事例紹介

　Yale大学では研修期間中，本院，関連病院合わせて消化器科フェローの外来が毎週合計4コマありました．外来診療はかなり重視されているといってよいと思います．しかも，2～3年で，上部と下部消化管，肝臓，胆膵，直腸肛門（ano-rectal clinicは消化器外科と合同），炎症性腸疾患，と満遍なく外来診療を経験できるように工夫されていました．その意味では，少なくともフェローの場合には，専門でクリニックが細分化されていた方が，偏りなく疾患の外来フォローを経験できるという意味ではいいのかもしれないと感じました．

　具体的にみると，関連病院（VA medical center，在郷軍人病院）での消化器科診療が1コマ，肝臓科診療が1コマ，さらに別の関連病院での消化器肝臓科診療が1コマ，肛門科診療が1コマあり，これとは別にYale本院クリニックでの診療として，肝移植外来が1コマ，肝臓外来が1コマ，消化器外来が1コマありました．

Yale大学本院での外来

診察台

　1章4にも書きましたが，外来でまず強調したいのが診察台でした．患者さんの診察台が部屋の中心にあります．ソファのようですが，背もたれの角度が自由に調節できるようになっていました．座って問診を始め，そのまま背もたれを倒して横になってもらい診察に移行できるようになっていたのです．必要な診察器具はソファの横にある引き出しの中に入っていました．ソファにかけられているシーツはロール紙だったので，患者さんが交代するごとに新しくすることができました．

患者数

　半日の患者数は多くても15～16人程度でした．

　本院での診療のうち，肝臓科外来と炎症性腸疾患外来では高名な教授，助教授の元へ来る世界各地からの患者さん（中東の王女様や俳優などがいて，シークレットサービスは銃を携帯していました）の予診をとり，データをそろえ，紹介状を要約し，プレゼンするところまでがフェローの仕事でした．それらの資料と結果を元にteaching staffが診察し，方針を決めていました．この外来はやや多くて，それでも半日20人程度でした．

予習

　筆者は英語が十分でなかったため，大量の文書に漏れなく目を通す時間が非常にかかり，しかも誤解釈がしばしばで，何度も怒鳴り散らされ，それこそ絶望的な気持ちの日々でした．とても他のフェローのようにその場で迅速な判断することができず，何とかしないといけない，と，予習を本格的に始めたのはこの頃からでした．

　前日の夜に来院患者数と患者名をチェックし，それぞれの患者の検査データ，診療録に目を通します．検査結果については当日までに出ているものはすべてあらかじめupdateしておき，自分なりに方針を立てたり，文献を探しておきます．模擬decision makeです．これは後から考えると非常に勉強になりました．

　カルテにあらかじめ記入することはできないので，プレゼンテーション用のフォーマットを作り，すでに判明している情報はそれに書き込んでおき，当日のプレゼンに臨みました．もちろんフェロー2人で外来を担当するときは，その準備のうち半分は自分のものにはなりませんが，相手のフェローにそれらの準備資料を渡すと喜ばれました．

在郷軍人病院での外来

待合室

　在郷軍人病院（VA）ではより自己の裁量の幅が大きかった印象があります．診察ブースが5つあって，ここに研修医がそれぞれ入ります．上記のように患者数は半日で多くても15～16人程度でした．

　待合室はとても豪華なつくりで，落ち着いたホテルのようになっていました．テレビやビリヤード台があり，雑誌や書物がきれいに並べられていました．

　この待合室と診察ブースが並ぶスペースとの間には扉で境がされていて，医師は，自分の診察室を出て，さらに扉を開けて待合室まで行って，患者さんを迎えます．車椅子や徒歩など，さまざまな方法で患者さんは来ていましたが，それらの患者さんと一緒に自分の診察室まで向かうわけです．この間に自己紹介や最低限の情報を聞くこともできましたし，歩行の様子や疲弊具合，栄養状態まで把握することができました．

予習

　ここでは本院の外来予習の際に作っておいたプレゼン用フォーマットが役に立ちました．ここでも，前日に外来へ行って患者数，患者名，これまでの診療記録のレビュー，検査データや内視鏡その他の結果をチェックし，紹介状や返書が必要な場合にはあらかじめ大まかなところを作成しておき，模擬

decision makeをしておくか，治療や検査のオプションだけでも立てておいて，そのうえで患者さんを迎えて，診察した訳です．

　そして，ある程度診察し，方針を決めると，別室で待つアテンディング（指導医）にプレゼンに行きます．別室のアテンディングはプレゼンに従って，プロブレムリスト（problem listing），鑑別診断，治療方針や検査計画についてフェローの意見をチェックし，修正が必要なら修正します．要領を得なかったり意見が合わないときには，じきじきにアテンディングが患者さんの元まで行き，診察し，方針を決めました．

　外来ではたとえば，非代償期肝硬変患者には腹部膨満，浮腫，タール便，夜間不眠などのclosed questionを必ず聞く，新患にはorganic problemと考えられる項目，つまり脂肪便，血便，夜間下痢，嘔吐，発熱，体重減少などがないかを必ず聞く，などといったcritical questionを要領よく聞く方法を学ぶことができました．

エビデンス，文献

　evidence based medicineについてはあまり強調しすぎるとかえって顰蹙を買いました．「自分の目の前の患者さんにそのstudyを当てはめることが本当に妥当なのか」ということをしつこく聞かれ，また，文献を持ち出しといてその文献のshortcomeや問題点を指摘できないと，「本当は読んでないんだろう」と叱られました．

　Washington manualやHarrisonの縮刷版はアンチョコとして蔑まれ，プレゼンで「Washington manualにこう書いてあったので」などと言おうものなら，これもひどく叱られたものです．議論のための「ハレ」の書物は，やはりHarrisonやCecile，消化器ではYamadaで，アンチョコは院内では論拠にしてはいけない書物でした．

勉強は白鳥のように

　勉強の目的でも，あまり遅くまでだらだら残っているとマイナス評価になってしまいます．フェローたちはsign out（最終レポートの作成）が終わるとさっと帰ってしまいます．いつもどこで勉強しているのか，本当に賢いやつらだ，と感心していたのですが，実は彼らも，自分の車の後ろのトランクにびっしり教科書と論文を入れており，駐車場で勉強していました．まさに白鳥のように，見えないところで足をばたつかせながら，うわべはクールにやっていたのです．

7章 日本で効果的な外来指導・教育法　1

日本の外来での試み

　日本の医療制度のなかでは，外来教育はそれを行う場に臨機応変に合わせる必要があります．そうでなければ待ち時間の問題や教育者側への負担のため長続きしないでしょう．例えば完全予約制の外来であれば，患者1人あたりにかけることのできる時間は長いので，6章のような欧米式の外来教育が可能かもしれませんし，逆に日に100人近い外来では，限られた時間で1人1人に満足してもらえる外来術を学ぶ機会となります．なかには，患者さんが研修医には見てもらいたくないといった訴えもあるかもしれません．

　日本の研修病院の多くが初期研修を終えた3年目から外来をはじめることが多いと思いますが，内科外来では初回から午前中で20〜30人の患者さんを抱え，とにかくミスをしないように，夜遅くに予習・復習を必死にして，当日は外来の裏をウロウロして隣のブースの先生に教えてもらいながら行っているというのが実情です．後期研修医は，短時間で効率よく失敗なく，患者さんにも満足してもらえる診療がどうしたらできるかと試行錯誤しています．このような場合，教育方法としては具体的には上級医の外来を見学，自分で受け持つ場合は適時あるいは終了後まとめて相談ということになります．ここで日本の医療制度の強みは，欧米と比べて「何度でも来てもらうことが可能」なところにあります．膨大な患者数を受け持つ外来研修の場合，研修医にとって1回勝負に全身全霊をかけるのは困難で，むしろその数に即した最低限のことを行いフォローをきっちりつなぐこと，そして必ず上級医と振り返る時間をもつこと，そのうえで次回の外来の戦略を立てることが重要になってきます．しかし，できればこのペースの外来は年次が進んでからの方が望ましいと思います．

　外来教育の充実を目標に，亀田総合病院総合診療内科では，外来時に指導に専念する指導医（ときに経験を積んだ後期研修医もともに）が数人の初期研修医の外来（外来は2年目から）を指導しています．米国で行っている外来研修に近い形で実践されています．

❖ 亀田総合病院での骨粗鬆症外来の立ち上げ

米国での骨粗鬆症診療

　米国では骨粗鬆症は内科が主に診療を行っていて，大腿骨骨折など，手術が

必要なときに整形外科医へコンサルトが行われます．筆者がニューヨーク大学で経験した骨粗鬆症外来では，小児期のミルクの摂取量，カルシウム・ビタミンD製剤，女性ホルモン剤，ステロイドの服用の既往や，喫煙・飲酒の有無，運動量，骨折の既往，その他骨粗鬆症のリスクとなる既往歴の問診から，DXA（あるいはDEXA）スキャンによる骨塩濃度測定の解釈，必要であれば2次性原因の除外検査（甲状腺ホルモン値，蛋白電気泳動，副甲状腺ホルモン値，ビタミンD値，尿中カルシウム，コルチゾール値なども測定する）を行い，骨粗鬆症の治療戦略やフォローアップの仕方を学ぶといった内容でした．

骨粗鬆症の現状

　　白人閉経後女性が，骨粗鬆症および関連骨折に罹患する危険が最も高いとされていますが，アジア人も同様に危険が高いと考えられています．日本の疫学調査では，50歳以上の女性における骨粗鬆症有病率は24％であり，男性では4％，これを現在の人口に換算すると，わが国における骨粗鬆症患者さんは約780万～1,100万人であると推定できます．亀田総合病院のある南房総地区では非常に高齢化が進んでおり，亀背・側弯症を多く目にします．近づきつつある超高齢化社会を前にして，骨粗鬆症予防と骨折の予防が急務の課題であることは明白です．

専門外来の開設と教育

　　このような背景と外来教育への試みとして，2006年1月より骨粗鬆症外来を開設しました．対象は65歳以上の女性，70歳以上の男性，その他リスクファクターのある方であり，医師・看護師・リハビリスタッフ・栄養士・ソーシャルワーカーがチームとして骨粗鬆症，転倒の危険因子の評価，予防，治療から生活相談まで対応する専門外来となります．ここでは指導のもと，主に後期研修医が診療にあたり，骨粗鬆症の診断，治療戦略やフォローアップの仕方を学ぶ教育外来の役割も果たします．

　　この他，当院のリウマチ膠原病内科フェローシップでは，週に1回の完全予約制の外来を指導医とともに担当します．指導に専念する指導医がマンツーマンで研修医の指導を行っていて，研修医は指導医にプレゼンテーションし，次に指導医とともに診療するという方式が取られています．日本でもリウマチ科患者さんの多くは外来で治療を受けており，外来診療が研修の中心となっていくことは明らかです．これらの試みを通して，今後も日本の実状に合った外来教育を模索していきたいと思います．

7章　日本で効果的な外来指導・教育法　2

コーチングから学ぶ研修医への指導スキル

「自分は自分で変えられる—「理想のあなた」になるセルフ・コーチング」（PHP研究所）[1]の著者小野仁美先生から教えていただいたコーチングの極意は研修医指導にも役立つところがありますのでご紹介します．

■コーチングとは

コーチングとは「人の潜在能力を解き放ち最高の成果を上げていくことをサポートするためのコミュニケーションの技術で，その過程は，ただ教えるのではなく，自らが気づき，学び，行動すること，をサポートするものである」とあります．われわれ指導医には大変重要なスキルです．

■「タテ型社会」から「ヨコ型社会」へ〜コーチングスキルの重要性〜

大工さんの徒弟制度ではないですが，指導医―研修医関係およびコメディカルとの関係は一昔前は"見て覚えろ"，"私の言うことを聞け"の「タテ型社会」でした．しかし，昨今では，医療チームとして他のコメディカルとも協調・協力し総合的に対話を行っていく「ヨコ型社会」へと変化しています．この「ヨコ型社会」ではコミュニケーションが大きな役割を占めるため，コミュニケーションを効果的に行うためのコーチング技術を理解し習得することは，指導医として非常に有効であると考えます．もちろんある一部の外科的手技の習得や，目の前の患者さんがショック状態であるときなどの緊急時にはのんきにコーチングスキルなんて言ってられませんが，緊急性のない重要なプロブレムについて研修医を指導するときには非常に有効です．

■研修医がモチベーションをアップする聴き方

研修医への悪い指導例

［45歳男性，膝の痛風発作の患者さんを診察したときのやりとり］
指導医「この患者さんはなぜ膝が痛いのかな？」
研修医「痛みが比較的急激に起こってきたので外傷を疑います．半月体損傷もあるかもしれません」
指導医「それは違う」

研修医「変形性関節症は？？．．．．」
　　　指導医「それは違うよ，この患者さんは痛風発作だよ」

研修医へのよい指導例

　　　指導医「この患者さんはなぜ膝が痛いのかな？」
　　　研修医「痛みが比較的急激に起こってきたので外傷を疑います．半月体損
　　　　　　　傷もあるかもしれません」
　　　指導医「そうだね，痛みが急激だから外傷を疑う．すばらしいね．でもこ
　　　　　　　の患者さんは外傷歴あったかな？」
　　　研修医「いいえ」
　　　指導医「そうだね．それでは，他には何か鑑別はあるかな」
　　　研修医「変形性関節症はどうでしょうか？」
　　　指導医「変形性関節症，よく考えたね．でも典型的には変形性関節症の患
　　　　　　　者さんの痛みはどのようなときに起こるかな」
　　　研修医「運動時に強く，安静にすると治まります」
　　　指導医「そうだよ！ 安静時には痛みがよくなれば非炎症性，その逆に安静
　　　　　　　時にも悪化するれば炎症性を疑うんだよね．よく知っているね．
　　　　　　　この患者さんではどうだったかな．安静時にも痛みが起こってい
　　　　　　　るよね．ということは？」
　　　研修医「炎症性？」
　　　指導医「そうだよ！ そして既往として痛風発作がある中年の男性とくれば」
　　　研修医「痛風発作ですか？」
　　　指導医「そうだよ！ よくわかったね．痛風発作が膝関節に及ぶこともある
　　　　　　　んだよね．明日までに痛風の診断についてちょっと調べてきて先
　　　　　　　生に教えてね」

　　上記指導では指導医は以下の点に注意を払い"聴いて"いました．

> 1．同じ言葉をくり返す．
> 2．集中的傾聴（話題，視線，姿勢，声のトーンを合わせる）．
> 3．途中で否定しない（面白いね．考えたね．いいよね，などの声をか
> 　　ける）．
> 4．うながす（それで？ それから？ 他には？ その話もう少し聴かせ
> 　　て？ など）．

> 5．うなずく，相槌を打つ．

　これらは，コミュニケーションを効果的に行う第一段階"相手の存在を受け止める聴き方の5カ条"でありコーチングのスキルの1つです．ぜひ実践してください．

◼ コーチングの3つのポイントについて

> 1．相手のもつ能力を引き出す．
> 2．自発性を促す．
> 3．サポートする．

の3つのポイントをご紹介します．

1．相手の能力を引き出す

　指導時には，研修医のもつ能力や無限の可能性を信じ，最大限に引き出すのです．この研修医はダメだ，と諦めないでください．「この研修医には引き出すものが必ずある」と信じるのがコーチングの大前提です．指導者としての基本姿勢を以下に示します．

> 1．その人を活かす：研修医1人1人の尊厳と個性を認め活かす．
> 2．その人には答えがある：研修医の中にある答え（思考，行動）を引き出す．
> 3．その人には資源がある：研修医の資源を見つけてのばして活かす．
> 4．その人の味方でいる：常に味方でいること．そして正直でいること．
> 5．その人に別の視点を与える：行動や思考を促す，別の視点を提供する（提案，要望，情報，助言，体験談，思考，フィードバックなど）．

　例外として，もしコーチングするときに相手に引き出すものがなければコーチングではなくティーチングに切り替えましょう．

2．自発性を促す

　研修医をやる気にさせる情報を与え，自発性・自律性を促すような効果的な質問をしてあげましょう．例えば，ステロイドホルモン服用中の患者さん

のケアでのやりとりをご紹介します．

● 悪い例
　指導医「Kが低かったので，Kチェックしといてね」
　研修医「わかりました」

● よい例
　指導医「ステロイド服用中に出てくる電解質異常って何かな？」
　研修医「低K血症でしょうか」
　指導医「そうだね．じゃこの患者さんではどうする」
　研修医「Kのチェックをしたいです」
　指導医「すばらしい！Kチェックだよ．じゃあ，チェックしておいてください」
　研修医「わかりました」

　どうでしょうか？　よい例の方では研修医は"やらされている"という受動的な態度から，"自分で調べる"という能動的な態度に変わり，検査1つにしてもやる気が全然違います．研修医自身でアウトプットしたことにより，行動に対する責任が生まれるのです．

● 頭に"な""ど"のつく質問を
　また，効果的な質問はオープンクエスチョンが優れています．「どんな鑑別がある」，「何が考えられる」，「どれくらい必要なの」，「どっちがいいのかな」，「何回までやってみようか」などの頭に"な""ど"のつく質問を多めにすると研修医も自由に話せるようになりコーチングでは効果的です．

● "過去＋否定"は避ける
　また，悪いことを質問するときには「どうしてもっと調べなかったの？」などの"過去＋否定"質問は極力避け，「どうすれば〜するのが可能になる？」「どうすればベストかな？」など「できる」，「する」，「考える」，「うまくいく」，「ベスト」の言葉の入った肯定質問や「どうやったら調べられただろう？」などの未来質問にするとよいと言われています．

3．サポートする

　指導者は車で言えば研修医を運転席に座らせて，自分は助手席に座るようなものです．研修医のまわりの環境や雰囲気をよりよくするよう心掛け，いつも味方でいるようにしましょう．

文献
1) 小野仁美：「自分は自分で変えられる「理想のあなた」になるセルフ・コーチング」．PHP研究所，2002

7章 日本で効果的な外来指導・教育法 ③

他院で実践できること

　ここまで本書を読み進めていただいて

> ・外来診療の流れ
> ・ツールとしての外来診療コミュニケーションの重要性
> ・外来診療コミュニケーションの対象としての患者さん，コメディカルの皆さん，他の医師の存在

を認識していただけたでしょうか．
　しかし，実践，ということになるともちろんさまざまな問題があると思います．
　外来診療コミュニケーションを円滑に行うにあたってはそれぞれの職場の規模，システム，人的組織，患者さんの人数や個々の疾患などの前提条件が重要であり，これを無視して一律に事を進めることは不可能です．
　特に本書の1章で述べた方法論は，かなり具体的です．外来診療の優れたテキストが多くあるなかで，あえて本書を著したのは，われわれがもっていた疑問，つまり，「じゃあ，実際はどうすればいいのだろうか」という点に対する回答をめざしたためで，この点は本書の大きな特色と自負しています．しかしその一方で「具体的過ぎて応用できる範囲が限られている」という指摘があることも承知しています．
　特に予定作成や患者さんとの連絡などを任せられる秘書がついている医師の方々や，完全に診療録記載がコンピュータ管理下にある施設での医師の外来では1章の内容はあまり意味のないものとなっています．また，その後の章においても場所によっては無用と感じられる方もあるかと思います．
　これまでの章を上記のような理由で読み飛ばされた読者の皆さんのために，ここであえて1章から6章までの構成について述べておこうと思います．
　1章は，読者の皆さんに外来診療の流れと具体的なイメージをもっていただくことが目標でした．そのうえで個々の具体的な状況での対応の仕方を，これまでの論文，教科書，さらに筆者らの実践や経験を落とし込む形で示しています．その後の2，3，4，5章は，その縦糸に対する横糸として，外来診療コミュニケーションの対象である，患者さん，コメディカルの方々か

らの医師への「注文，苦言」を示し，それに対する回答の形で具体的な対応法をより突っ込んだ形で提示しています．さらに6章では外来診療コミュニケーションにおいて，意外と忘れがちですが実は最も関係構築やスムースな実践が困難な，指導医と研修医の間でのコミュニケーションについて実践的に示しています．

　ここまで読んでくださった皆さんが，本書をご自身の日常診療の流れと，そこに存在するコミュニケーションの対象である，患者さん，コメディカルの皆さん，それに指導医研修医を含む他の医師を具体的に振り返るきっかけとして捉えてくだされば，ほぼその目的を達したと思います．そのうえで，以下の点が皆さんの頭の中に残っていればもう言うことはありません．

　それは，，，外来診療コミュニケーションにおける究極の目的，つまり

- 限られた時間にできるだけ多くの情報を入手し
- 情報に基づいて適確かつ有益な診断や治療計画を達成し
- 計画を患者さんと共有する

こと，そしてそのために必要なツールは積極的に身につけ，実践するということです．

　具体的なツールの要点は，外来診療を決して見くびらず，

- できる限り予習すること
- できる限り準備すること
- 患者さんには診断名や方針をしつこく確認すること
- 患者さんとは常日頃から目標，そして目標達成までの時間を書いた「処方箋」あるいは「メモ」を出すこと
- 当初の目標の評価を患者さんと定期的に行うこと

に尽きると考えます．

索引

数字

5つのA ・・・・・・・・・ 162

欧文

A&P ・・・・・・・・・・ 45
Accreditation Council for Graduate
　Medical Education ・・・・ 179
ACGME ・・・・・・・・ 179
action plan ・・・・・・・ 21
ADL ・・・・・・・・・・ 41
AIDS ・・・・・・・・・ 152
assesment & plan ・・・・・ 45
closed questions ・・・・・ 41
CT ・・・・・・・・・・ 86
DV ・・・・・・・・・・ 136
HIV ・・・・・・・・・ 169
HIV検査 ・・・・・・・・ 152
HIV陽性 ・・・・・・・・ 138
lead time bias ・・・・・ 125
length bias ・・・・・・ 125
MRI ・・・・・・・・・ 86
NURS ・・・・・・・・・ 33
open question ・・・ 39, 40
PATIENT ・・・・・ 29, 30
PHS ・・・・・・・・・・ 76
review of systems ・・ 41, 125
SPIKES ・・・・・・・ 33, 35
weekly preview ・・・・・ 17
Yale大学 ・・・・・・・ 122

和文

あ

アイコンタクト ・・ 78, 79, 128
挨拶 ・・・・ 15, 27, 28, 94
相手の存在を受け止める聴き方の
　5カ条 ・・・・・・・・ 193
あくび ・・・・・・・・・ 73
足音 ・・・・・・・・・・ 81

アセスメント&プラン ・・・・ 45
新たながん検診手法の有効性の評価
　・・・・・・・・・・・ 125
アルコール依存症 ・・・・・ 164
アルコール多飲 ・・・・・・ 163
安全 ・・・・・・・・・・ 73
医学知識 ・・・・・・・・ 65
医学用語 ・・・・・・・・ 143
居酒屋 ・・・・・・・・・ 87
医師-患者関係 ・・・・・ 169
萎縮医療 ・・・・・・・ 171
椅子の勧め ・・・・・・・ 82
痛がっている患者さん ・・・ 130
痛み ・・・・・・ 59, 89, 148
遺伝カウンセリング ・・・ 155
医療過誤 ・・・・・・・・ 171
医療制度 ・・・・・・・・ 189
医療紛争 ・・・・・・・ 171
医療面接 ・・・・・・・・ 74
院内感染の防止 ・・・・・・ 93
インフォームドコンセント ・ 175
インフォームドコンセント・リフ
　ューザル ・・・・・ 173, 177
インポテンツ ・・・・・・ 139
ウイルス性感冒 ・・・・・・ 64
うつ状態 ・・・・・・・ 167
うつ病 ・・・・・・・・・ 146
うつ病のスクリーニング ・・ 168
うなずき ・・・・・・ 78, 128
営業スマイル ・・・・・・ 71
エレベーター ・・・・・・ 87
怒っている患者さん ・・・・ 127
思いやり ・・・・・・・ 130
お詫び ・・・・・・・ 73, 97

か

外来教育 ・・・・・・・ 189
外来研修 ・・・・・・・ 180
外来研修教育 ・・・・・・ 123
外来診療コミュニケーション ・ 14
外来診療の流れ ・・・・・・ 15
カウンセリング
　・・ 138, 152, 161, 163, 168, 169
確認 ・・・・・・・・・・ 66
家族 ・・・・・ 61, 72, 83, 97
合併症 ・・・・・・・・・ 83
カルテ ・・・・・・・・ 105

がん ・ 129, 144, 155, 157, 161
がん告知 ・・・・・・・ 156
感謝 ・・・・・・・・・・ 62
患者さんの時間 ・・・・・・ 79
患者情報 ・・・・・・・ 116
患者満足度 ・・・・・・・ 84
感情労働 ・・・・・・・・ 90
鑑別診断 ・・・・・・ 16, 43
漢方 ・・・・・・・・・ 140
キーパーソン ・・・・・ 27, 47
聴き方スキル ・・・・・・ 137
疑義照会 ・・・・・・・ 108
傷つける言葉 ・・・・・・ 58
喫煙者 ・・・・・・・・ 161
逆紹介 ・・・・・・・・ 112
救急センター ・・・・・・ 72
共感 ・ 61, 65, 75, 78, 128, 130
恐怖 ・・・・・・・・・ 154
恐怖心 ・・・・・・・・ 144
胸部聴診 ・・・・・・・・ 88
共有 ・・・・・・・・・・ 16
拒否 ・・・・・・・・・ 131
禁煙 ・・・・・・ 151, 159, 161
禁忌薬剤 ・・・・・・・ 110
禁酒 ・・・・・・・・・ 163
空調 ・・・・・・・・・ 104
苦情処理 ・・・・・・・ 104
クッション時間 ・・・・・・ 18
クラミジア感染症 ・・・・ 153
苦しみ ・・・・・・・・・ 65
クレーム ・・・・・・・ 103
敬意 ・・・・・・・・・・ 67
計画 ・・・・・・・・・・ 14
敬語 ・・・・・・・・ 74, 99
継続外来 ・・・・・・ 180, 183
検査 ・・・・・・・・ 16, 43
検査結果 ・・・・・・・・ 63
検査の説明 ・・・・・・ 115
検査理由 ・・・・・・・・ 63
減量 ・・・・・・・・・ 151
コーチング ・・・・・・ 191
コール診 ・・・・・・・ 119
効果 ・・・・・・・・・・ 66
後期研修医 ・・・・・・ 189
抗生物質 ・・・・・・・ 158
高齢者 ・・・・・・ 57, 104
告知 ・・・・・・・・・ 114
骨粗鬆症外来 ・・・・・ 190

index

言葉・・・・・・・・・・・・・・99
言葉遣い・・・・・・・・57, 67
子供・・・・・・・・・・・・・・64
コミュニケーション・・58, 193
コミュニケーションエラー・・・
　　　　　　・・・143, 173, 175
コンピュータテクノロジー・・174

●●●● さ ●●●●

サービス業・・・・・・・・71
詐病・・・・・・・・・・・・149
座席位置・・・・・・・・・79
サポート・・・・・・・・・194
サンドイッチ法・・・・・・92
叱るとき・・・・・・・・・92
時間感覚・・・・・・17, 19, 24
自己紹介・・・・・15, 27, 28
自殺企図・・・・・・・・146
指示書き・・・・・・・・107
事前の説明・・・・・・・・86
失敗・・・・・・・・・・・92
指導医―研修医関係・・・191
指導者・・・・・・・・・194
謝罪・・・・・・・・・・127
週間プレビュー・・・・・・17
住民健診・・・・・・・・125
手技・・・・・・・・・・・58
手術・・・・・・・・141, 160
守秘義務・・・87, 138, 152
紹介・・・・・・・・・・112
紹介状・・・・・・・・・・15
上気道炎・・・・・・・・158
上部消化管内視鏡検査・・89
情報収集・・・・・・・・・16
初期研修・・・・・・・・189
女性患者・・・・・・・・・75
処置・・・・・・・・・・・85
処方・・・・・・・・・・108
処方箋・・・・・・・・・108
診察・・・・・・・・・・・16
診察室のカーテン・・・・・88
診察台・・・・・・・・・・24
診察日の変更・・・・・・・95
診断・・・・・・・・・14, 43
診断書・・・・・・・・・150
心配・・・・・・・・・・・60
心配している患者さん・・129

誠意・・・・・・・・・・・61
性感染症・・・・・・・・169
性交・・・・・・・・152, 153
性行為・・・・・・・・・169
性病・・・・・・・・・・135
説明と拒否・・・・・173, 177
説明と同意・・・・・173, 177
説明不足・・・・・・・・・96
専門外来・・・・・・・・183
訴訟・・・・・・・・・・173
卒後医学教育認可評議会・・179
卒後研修・・・・・・・・179

●●●● た ●●●●

大腸カメラ・・・・・・・・72
大腸がん・・・・・・155, 157
態度・・・・・・・・・・・99
対面・・・・・・・・・・・15
地域連携・・・・・・・・118
中傷・・・・・・・・・・・96
虫垂炎・・・・・・・・・160
聴診・・・・・・・・・・・77
治療計画・・・・・14, 21, 43
治療構造の恒常化・・・33, 34
付け届け・・・・・・・・170
手洗い励行・・・・・・・・93
ティーチング・・・・・・193
ディズニーランド方式・・・121
電話での対応・・・・・・100
当直明け・・・・・・・・・71
糖尿病患者さん・・・165, 166
ドメスティックバイオレンス　136

●●●● な ●●●●

泣いている患者さん・・・128
名前・・・・・・・・・・・70
難聴・・・・・・・・・69, 133
難聴のある患者さん・・・133
肉体労働・・・・・・・・・90
入院期間・・・・・・・・・83
入院指示・・・・・・・・107
乳がん・・・・・・・・・155
人間ドック・・・・・・・125
ね・・・・・・・・・・37, 38
ネガティブフィードバック・・91

●●●● は ●●●●

肺がん・・・・・・・・・159
配慮・・・・・・・・・73, 75
配慮不足・・・・・76, 95, 99
病院のシステム・・・・・・76
評価・・・・・・・・・・・47
病状説明・・・・・83, 84, 114
不安・・・・・・・・・・・60
フェローシップ・・・・・182
フォローアップ・・・・・・50
副作用・・・・・・・・・・66
復習・・・・・・・・・・・51
服装・・・・・・・・・・・80
不作法・・・・・・・・・・67
プライバシー・・・87, 116, 173
防衛的医療・・・・・・・171
褒める・・・・・・・・・・91

●●●● ま ●●●●

前置き・・・・・・・・・169
待合室・・・・・・・・・104
待ち時間・・・・・・・・・98
慢性疾患・・・・・・146, 147
身だしなみ・・・・・・・・80
名刺の受け方・・・・・・・74
周診・・・・・・・・・・・15
問題点・・・・・・・・・・16

●●●● や ●●●●

薬剤師・・・・・・・・・108
薬剤歴・・・・・・・110, 134
腰痛・・・・・・・・・・149
予習・・・・・・・・・・・
　　・・17, 19, 20, 21, 22, 118, 124
予診・・・・・・・・・・・15
喜び・・・・・61, 62, 75, 97, 141

●●●● ら ●●●●

ラポール・・・・・・・・169
リウマチ科専門研修・・・182
旅行・・・・・・・・・・142

著者

岸本 暢将（Mitsumasa Kishimoto）★ 亀田総合病院リウマチ膠原病内科

篠浦　丞（Susumu Shinoura）★ カリフォルニア州立大学アーバイン校
　　　　　　　　　　　　　　　　総合消化器病センター
　　　　　　　　　　　　　　　　前 沖縄県立中部病院消化器内科

外来診療コミュニケーションが劇的に上手くなる方法
クレームから学ぶ患者満足度を高める接し方・話し方

2008年9月20日　第1刷発行	著　者	岸本 暢将
2010年5月20日　第2刷発行		篠浦　丞
	発行人	一戸 裕子
	発行所	株式会社 羊土社
		〒101-0052
		東京都千代田区神田小川町2-5-1
		TEL　03（5282）1211
		FAX　03（5282）1212
		E-mail　eigyo@yodosha.co.jp
©Mitsumasa Kishimoto, Susumu Shinoura, 2008.		URL　http://www.yodosha.co.jp/
Printed in Japan		
ISBN978-4-7581-0650-4	印刷所	広研印刷株式会社

本書の複写にかかる複製，上映，譲渡，公衆送信（送信可能化を含む）の各権利は（株）羊土社が管理の委託を受けています．
[JCOPY]〈（社）出版者著作権管理機構 委託出版物〉
本書の無断複写は著作権法上での例外を除き禁じられています．複写される場合は，そのつど事前に，（社）出版者著作権管理機構（TEL 03-3513-6969，FAX 03-3513-6979，e-mail：info@jcopy.or.jp）の許諾を得てください．

日常診療に役立つ　羊土社の本

米国式症例プレゼンテーションが劇的に上手くなる方法

病歴・身体所見の取り方から診療録の記載，症例呈示までの実践テクニック

「カンファレンスで症例発表するのって意外に大変」という方に最適

- 編著／岸本暢将
- 定価（本体3,200円＋税）　A5判
- 164頁　ISBN978-4-89706-681-3

大ベストセラー

- プレゼン先進国米国で腕を磨いた著者が教える秘密のテクニック・ノウハウが満載！
- すぐに使える日本語実例と英語実例を掲載！

1章　症例プレゼンの能力は臨床医の能力を反映する！
2章　よりよいプレゼンのための上手な情報収集法
3章　今日から使える上手と言われるプレゼンテーションの方法
4章　症例プレゼン Before・After
5章　こんなときどうする？状況別プレゼンテクニック
6章　オーラルプレゼンテーション改善法
付録　入院・退院時の上手な書類の書き方
　　　診療録記載・症例オーラルプレゼンテーションポイント要約カード

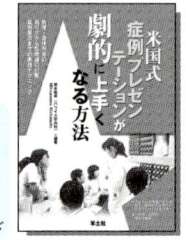

すぐに使えるリウマチ・膠原病診療マニュアル

目で見てわかる，関節痛・不明熱の鑑別，治療，専門科へのコンサルト

岸本暢将／編

リウマチを専門としていない医師にオススメ！リウマチ性疾患の"一発診断"に役立つ情報が充実，写真やイラストも豊富で，外来・病棟・救急などのさまざまな場面でよく出合う症状へのアプローチがわかる実践書！

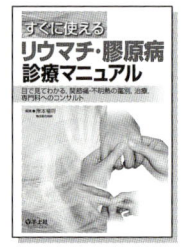

- ■定価（本体 5,000円＋税）
- ■B5判　277頁　ISBN978-4-7581-0662-7

筋骨格注射スキル

注射の原理原則と部位別実践テクニック

岸本暢将／監訳
山本万希子，萩野　昇／訳

知りたかった筋骨格注射のコツが写真と解剖イラストで見える！わかる．欧米好評書が待望の翻訳．肩・肘・手・手首・殿部・股関節・足・足首の注射テクニックを解説．整形外科医，リウマチ医，プライマリケア医必携！

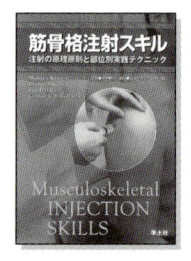

- ■定価（本体 6,000円＋税）
- ■B5変型判　200頁　ISBN978-4-7581-0641-2

発行　羊土社　YODOSHA
〒101-0052　東京都千代田区神田小川町2-5-1　TEL 03(5282)1211　FAX 03(5282)1212
E-mail: eigyo@yodosha.co.jp
URL: http://www.yodosha.co.jp/

ご注文は最寄りの書店，または小社営業部まで